W0260150

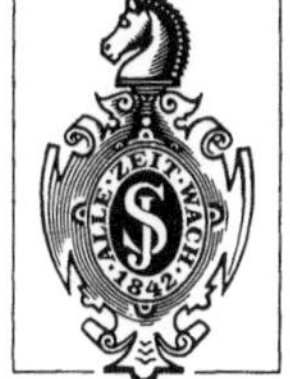

Famotidin heute

Therapie säurebedingter Erkrankungen auf breiter Basis

Mit einem Vorwort von Rudolf Ottenjann

Mit Beiträgen von

H.-G. Dammann, M. Dreyer, U. Gladziwa, W.M. Glöckner, R. Gugler, J. Hotz, U. Klotz, D.R. Krishna, H. Mann, H.S. Merki, P. Müller, R. Ottenjann, S.B. Reiser, H. Schmitt, H. Schönekäs, W. Schunack B. Simon, L. Weber, H.F. Weiser, J. Zehner

Springer-Verlag Berlin Heidelberg GmbH

ISBN 978-3-642-73808-1 **ISBN 978-3-642-73807-4 (eBook)**
DOI 10.1007/978-3-642-73807-4

CIP-Kurztitelaufnahme der Deutschen Bibliothek
Famotidin heute: Therapie säurebedingter Erkrankungen auf breiter Basis / Rudolf Ottenjann; Hanns-Gerd Dammann; Manfred Dreyer. Mit e. Vorw. von R. Ottenjann. Mit Beitr. von H.-G. Dammann ... – Berlin; Heidelberg; New York; London; Paris; Tokyo: Springer, 1989

NE: Ottenjann, Rudolf [Mitverf.]; Dammann, Hans-Gerd [Mitverf.]; Dreyer, Manfred [Mitverf.]

Satz und Druck: Meininger, Neustadt
Bindearbeiten: Schäffer, Grünstadt

2121/3145-543210 Gedruckt auf säurefreiem Papier

Vorwort

Vor mehr als 12 Jahren wurden die H_2-Rezeptor-Antagonisten – als Ergebnis induktiver Forschung – in die Therapie des peptischen Ulkusleidens eingeführt. JAMES W. BLACK, dem wir die Entdekkung dieser neuen Stoffgruppe verdanken, wurde 1988 mit dem Nobelpreis für Medizin ausgezeichnet.

Mit den H_2-Rezeptor-Antagonisten begann eine neue Ära der Ulkustherapie. Die Patienten werden unter H_2-Rezeptor-Antagonisten in der Regel in wenigen Tagen beschwerdefrei, Ulzera im Duodenum und Magen heilen zu einem hohen Prozentsatz in vier bis sechs Wochen; selbst eine Rezidivprophylaxe gelingt mit diesen Substanzen in hohem Maße. Die Konsequenz der erstaunlichen Wirkqualitäten der H_2-Rezeptor-Antagonisten war ein Rückgang der operativen Eingriffe wegen eines Ulkusleidens. Operationen sind heute nur noch bei Auftreten von Komplikationen oder bei fehlender Compliance angezeigt.

Inzwischen wurden mehrere H_2-Rezeptor-Antagonisten unterschiedlicher Struktur entwickelt, die sich insbesondere bezüglich ihrer Affinität zu den H_2-Rezeptoren unterscheiden. Die zunächst eingeführten Imidazol-haltigen Substanzen besitzen eine relativ geringe derartige Affinität, die bei den Aminomethylfuranen deutlich höher liegt. Die höchste Affinität und Selektivität zu H_2-Rezeptoren weist Famotidin auf, ein Guanidinothiazol. Die lange Wirkdauer und die bemerkenswert gute Verträglichkeit sind darauf zurückzuführen.

Die hohe Selektivität der Bindung an H_2-Rezeptoren und die vergleichsweise niedrige Dosierung von Famotidin ließen diese Substanz zu einem H_2-Rezeptor-Antagonisten der ersten Wahl werden. Alle klinischen Studien, die in den letzten Jahren mit Famotidin durchgeführt wurden, haben eine den bisher verfügbaren H_2-Rezeptor-Antagonisten vergleichbare Wirkung bezüglich der Ulkusheilung und der Rezidivprophylaxe bei Duodenalulzera aufgezeigt.

Pharmakokinetische Interaktionen wurden vor allem für die Imidazol-haltigen Substanzen und nur in geringerem Maße für die Aminomethylfurane nachgewiesenen. Diese betreffen vornehmlich die Aktivität der Cytochrom-P 450-abhängigen Monooxidasen, die für den oxidativen Arzneimittelabbau in der Leber von zentraler Bedeutung sind. Derartige Interaktionen konnten für Famotidin nicht belegt werden.

München, November 1988 R. Ottenjann

Inhaltsverzeichnis

Autorenverzeichnis

Professor Dr. H.-G. Dammann	Krankenhaus Bethanien Martinistraße 44-46, D-2000 Hamburg 20
Dr. M. Dreyer	Krankenhaus Bethanien Martinistraße 44-46, D-2000 Hamburg 20
Dr. U. Gladziwa	Medizinische Klinik III Rheinisch-Westfälische Technische Hochschule Aachen Pauwelsstraße, D-7000 Aachen
Professor Dr. W. M. Glöckner	Medizinische Klinik II Rheinisch-Westfälische Technische Hochschule Aachen Pauwelsstraße, D-7000 Aachen
Professor Dr. R. Gugler	I. Medizinische Klinik Städtisches Klinikum Moltkestr. 14, D-7500 Karlsruhe
Professor Dr. J. Hotz	Innere Abteilung/Gastroenterologie Allgemeines Krankenhaus Celle D-3100 Celle
Professor Dr. U. Klotz	Dr. Margarete Fischer-Bosch-Institut für Klinischem Pharmakologie Auerbachstraße, D-7000 Stuttgart
Dr. D. R. Krishna	Dr. Margarete Fischer-Bosch-Institut für Klinische Pharmakologie Auerbachstraße, D-7000 Stuttgart
Prof. Dr. H. Mann	Medizinische Klinik II Rheinisch-Westfälische Technische Hochschule Aachen Pauwelsstraße, D-7000 Aachen
Dr. H. S. Merki	Inselspital Bern Abteilung für Gastroenterologie – Forschung – CH-3010 Bern

Dr. P. Müller	Medizinische Universitätsklinik Heidelberg, Gastroenterologische Abteilung, Bergheimer Straße 58, D-6900 Heidelberg 1
Professor Dr. R. Ottenjann	I. Medizinische Abteilung, Städtisches Krankenhaus München-Neuperlach, Oskar-Maria-Graf-Ring 51, D-8000 München 83
Dr. S. B. Reiser	Chirurgische Klinik und Poliklinik der Technischen Universität München Klinikum rechts der Isar, Ismaninger Straße 22, D-8000 München 80
Dr. H. Schmitt	Medizinische Klinik II Rheinisch-Westfälische Technische Hochschule Aachen Pauwelsstraße D-7000 Aachen
Dr. H. Schönekäs	Abteilung Gastroenterologie, Zentrum für Innere Medizin, Klinikum der Stadt Nürnberg, Flurstraße 17, 8500 Nürnberg
Professor Dr. W. Schunack	Institut für Pharmazie, Freie Universität Berlin, Königin-Luise-Straße 2 + 4, D-1000 Berlin 33
Professor Dr. B. Simon	Kreiskrankenhaus Schwetzingen Akademisches Lehrkrankenhaus der Universität Heidelberg Bodelschwingstr. 11, 6830 Schwetzingen
Dr. L. Weber	Städtisches Krankenhaus Passau Zentrum für Innere Medizin Bischof-Piligrim-Str. 1, D-8390 Passau
Professor Dr. H. F. Weiser	Diakoniekrankenhaus Rotenburg, I. Chirurgische Klinik für Allgemein- und Thoraxchirurgie Elise-Overdieck-Straße, 2720 Rotenburg (Wümme)
Professor Dr. J. Zehner	Zentrum für Innere Medizin, Städtisches Krankenhaus Passau Bischof-Piligrim-Str. 1, 8390 Passau

Ulcustherapeutika

W. SCHUNACK

Ulcustherapeutika

Allgemeine Maßnahmen und Therapieziele

Unter einem »*Ulcusschub*« versteht man das zeitlich befristete Auftreten eines peptischen Ulcus. Das primäre therapeutische Ziel beim akuten Ulcus besteht in der Schmerzlinderung und in der Abheilung des Geschwürs. Der klinische Nachweis sowie die Heilung des Ulcus sollten stets endoskopisch gesichert werden.

Die »*Ulcuskrankheit*« ist durch rezidivierende Ulzera und die Neigung zu Komplikationen gekennzeichnet. Hierbei hat die Therapie neben Heilung und Schmerzbekämpfung auch die Verhütung von Rezidiven und Komplikationen zum Ziel. Schwerwiegende Komplikationen wie Blutung und Perforation des Ulcus können trotz optimaler Versorgung des Patienten auch heute noch zum Tode führen.

Da Rauchen die Ulcusheilung verzögert und das Auftreten von Rezidiven begünstigt, sollte der Ulcuspatient nachhaltig aufgefordert werden, das Rauchen aufzugeben. Kaffee und Colagetränke stimulieren die Magensäuresekretion, weshalb ein übermäßiger Genuß vermieden werden sollte. Zu beachten ist, daß auch entkoffeinierter Kaffee die Magensäuresekretion stimuliert. Für die Bekömmlichkeit ist der unterschiedliche Gehalt an Röststoffen wohl wichtiger als der Koffeingehalt. Alkohol in Maßen ist für die Heilung aufgrund der psychischen Komponente eher von Vorteil. Dagegen sollten hochprozentige Alkoholika vermieden werden.

Therapieprinzipien

Entsprechend den pathophysiologischen Gegebenheiten beruht die medikamentöse Therapie auf einer *Schwächung der aggressiven Faktoren* sowie einer *Stärkung der defensiven Faktoren* (Abb. 1). Die überwiegende Zahl der derzeit eingesetzten Pharmaka fördert die Ulcusheilung durch Verminderung der Säuresekretion (LAMBRECHT 1983; sowie BERTACCINI u. CORUZZI 1985).

Zu den *Inhibitoren der Salzsäuresekretion* des Magens gehören die H_2-Rezeptorantagonisten (Cimetidin, Ranitidin, Famotidin), die Antimuskarinika (z. B. Pirenzepin), die Prostaglandinanaloga (z. B. Misoprostol) sowie die Protonenpumpenhemmer (z. B. Omeprazol). Antazida, die die Magensalzsäure neutralisieren oder binden, sind heute als Ulcustherapeutika von geringerer Be-

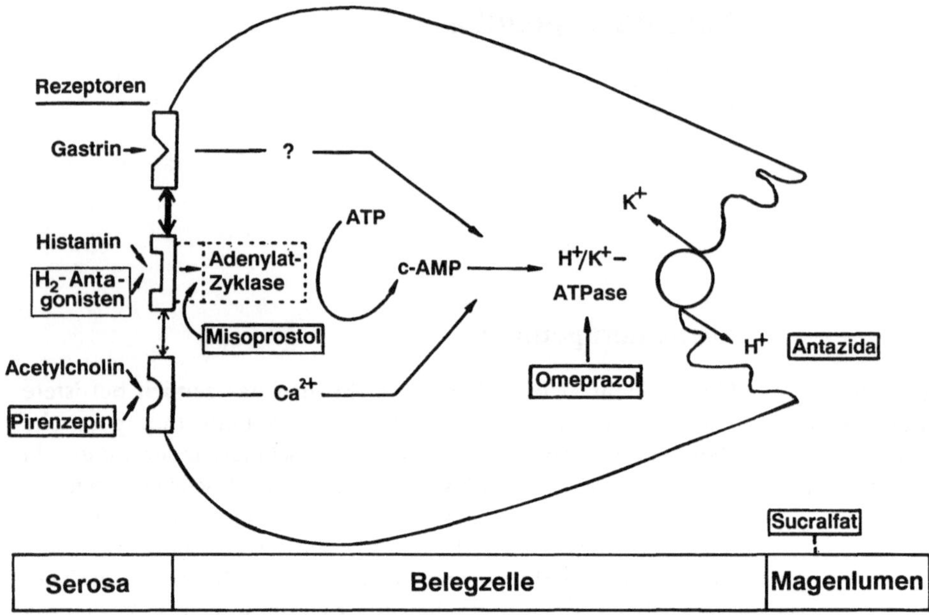

Abb. 1. Schematische Darstellung einer Belegzelle. Eingezeichnet sind die Angriffsorte für H_2-Rezeptorantagonisten, Pirenzepin, Misoprostol, Omeprazol, Antazida und Sucralfat

deutung als früher. Sie werden häufig zusätzlich zu systemisch wirksamen Säuresekretionshemmern zur Linderung starker Ulcusschmerzen eingesetzt. Dies dürfte i. allg. nur während der ersten Tage der Behandlung eines akuten Ulcus indiziert sein. Eine Kombinationstherapie von H_2-Antagonisten oder Antimuskarinika mit Antazida während der gesamten Therapiedauer ist nicht begründet.

Sogenannte *zytoprotektive Ulcustherapeutika* schützen die Schleimhaut vor aggressiven Faktoren. Beim Gesunden ist die Schleimhaut durch ein Mukusgel, durch gute Durchblutung und durch die Sezernierung eines Hydrogenkarbonatpuffers vor Selbstverdauung geschützt (Abb. 2).

Für die Aufrechterhaltung der Mukosaresistenz sind vor allem die Prostaglandine der E-Gruppe verantwortlich. Der Filmbildner Sucralfat schützt die Schleimhaut vor aggressiven Substanzen.

H_2-Rezeptorantagonisten

Nach derzeitiger Vorstellung wird die Bildung der Salzsäure in den Parietalzellen (Belegzellen) des Magens vor allen durch Histamin, Gastrin und Acetylcholin stimuliert. Ihr Angriff erfolgt an den entsprechenden Rezeptoren, die an der serosalen Seite der Belegzellen lokalisiert sind (vgl. Abb. 1). Dabei kommt dem Gewebshormon Histamin für die Säurestimulation eine zentrale Bedeutung zu.

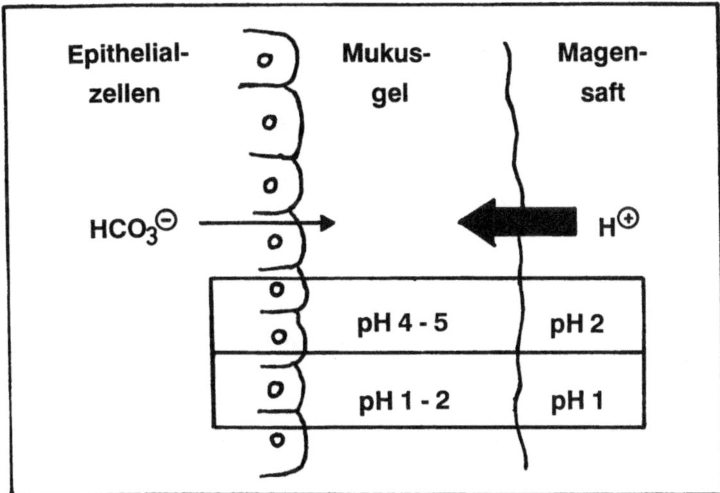

Abb. 2. Mukusgel und Hydrogenkarbonatpuffer als Schutzmechanismus der Epithelialzellen der Magenmukosa

Mit den klassischen Antihistaminika wie Mepyramin, Diphenhydramin, Pheniramin etc. lassen sich nicht alle Effekte des Histamins hemmen. Daraus wurde der Schluß gezogen, daß es für Histamin mindestens 2 Rezeptoren geben müsse (inzwischen konnten auch präsynaptische H_3-Rezeptoren nachgewiesen werden). Die mit klassischen Antihistaminika hemmbaren Rezeptoren wurden als H_1-Rezeptoren bezeichnet. Diejenigen Rezeptoren, die die Säurestimulation durch Histamin vermitteln, gehören zum H_2-Typ.

Der erste H_2-Rezeptorantagonist, Burimamid, war zu schwach wirksam und konnte zudem nicht oral appliziert werden. Der erste oral verabreichbare H_2-Antagonist war Metiamid, das jedoch Agranulozytosen verursachte. Als erster H_2-Rezeptorantagonist wurde Cimetidin in die Therapie eingeführt (BRIMBLECOMBE et al. 1975). Mit Cimetidin wurde eine völlig neue Entwicklung in der Therapie des peptischen Ulcus eingeleitet, denn es stand nunmehr erstmals ein wirksamer Hemmstoff der histamin- und gastrininduzierten Säuresekretion zur Verfügung. Die H_2-Rezeptorenblocker (BERTACCINI u. CORUZZI 1987) haben die Ulcustherapie von Grund auf gewandelt. Nur wenige Gebiete der Medizin haben im letzten Jahrzehnt so tiefgreifende Änderungen erfahren. So hat z. B. die Zahl der Ulcusoperationen wie auch die stationäre Aufenthaltsdauer von Ulcuspatienten drastisch abgenommen. In der Bundesrepublik sind außer Cimetidin auch Ranitidin (BRADSHAW et al. 1979) und Famotidin (SIMON et al. 1986) eingeführt. 1986 wurde in Japan Roxatidin, 1987 in England Nizatidin in den Handel gebracht.

Tabelle 1. Eingeführte H_2-Rezeptorantagonisten

Freiname	Ulkustherapie Dosis (mg/tgl.)
Cimetidin	800 mg
Ranitidin	300 mg
Famotidin	40 mg
Roxatidin	150 mg
Nizatidin	300 mg

Der weltweite Erfolg von Cimetidin hat die Forschung auf dem Gebiet der H_2-Antagonisten stark stimuliert. In den letzten 15 Jahren wurden weit mehr als 10000 Substanzen mit potentiell H_2-antagonistischer Aktivität synthetisiert, von denen sich zahlreiche Verbindungen in präklinischer oder klinischer Entwicklung befinden. Hauptziel dieses Forschungsaufwands war die Synthese neuer H_2-Antagonisten mit höherer Wirksamkeit, längerer Wirkdauer sowie mit kombinierter säuresekretionshemmender und zytoprotektiver Wirkung. Das letztgenannte Ziel konnte in der Stoffklasse der H_2-Antagonisten bisher nicht erreicht werden. Langzeit-H_2-Blocker wie Loxtidin, Lamtidin oder Lupitidin haben sich nicht bewährt, da es in Langzeitversuchen zur Ausbildung von Karzinoiden in der Magenmukosa von Ratten kam.

Die derzeit im Handel befindlichen H_2-Antagonisten (Tabelle 1) besitzen als funktionelle Gruppen ein aromatisches System und eine polare, planare Gruppierung die mittels einer flexiblen Kette verknüpft sind. Aufgrund des unterschiedlichen Baus des Molekülareals mit aromatischer Gruppierung werden die H_2-Antagonisten in folgende Strukturklassen eingeteilt (Abb. 3):

1. Imidazole (Cimetidin),
2. Aminomethylfurane (Ranitidin) bzw. Aminomethylthiazole (Nizatidin),
3. Guanidinothiazole (Famotidin) und
4. Aminomethylphenoxyderivate (Roxatidin).

Chemie

Cimetidin leitet sich strukturell von Histamin ab. Es besitzt als funktionelle Gruppen einen in 5-Stellung methylierten Imidazolring sowie ein N-methyliertes Cyanoguanidinsystem, die mittels einer Methylthioethylkette verknüpft sind. Der elektronenziehende Effekt des Cyansubstituenten mindert die Basizität der Guanidingruppe, so daß der Cyanoguanidinrest unter physiologischen Bedingungen (pH etwa 7,4) unprotoniert vorliegt. Für eine H_2-antagonistische Wirkung ist ein in vivo ungeladener, polarer, planarer Substituent als essentieller Strukturbaustein anzusehen.

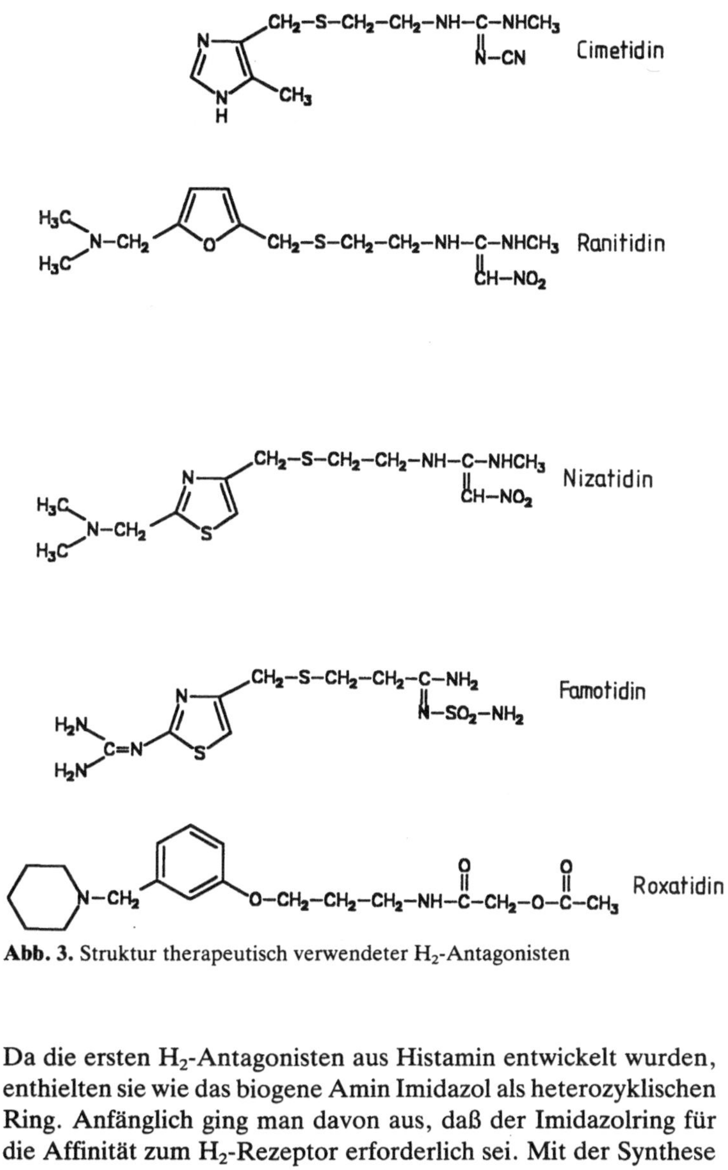

Cimetidin

Ranitidin

Nizatidin

Famotidin

Roxatidin

Abb. 3. Struktur therapeutisch verwendeter H_2-Antagonisten

Da die ersten H_2-Antagonisten aus Histamin entwickelt wurden, enthielten sie wie das biogene Amin Imidazol als heterozyklischen Ring. Anfänglich ging man davon aus, daß der Imidazolring für die Affinität zum H_2-Rezeptor erforderlich sei. Mit der Synthese von Ranitidin konnte diese Hypothese widerlegt werden. Ranitidin enthält anstelle des Imidazolrings einen Dimethylaminomethylfuranrest. Die Cyanoguanidingruppe des Cimetidins ist gegen eine Nitroethendiamingruppe ersetzt. Es handelt sich um bioisostere Gruppierungen, deren wechselseitiger Austausch die Affinität zum H_2-Rezeptor nur quantitativ verändert. Der basische tertiäre Stickstoff des Imidazolrings von Cimetidin ist bei Ranitidin nicht Bestandteil eines heterozyklischen Rings, sondern in Form der basischen Seitenkette des Furanrings vorhanden. Dies bedingt einen größeren Abstand des basischen Stickstoffs der Dimethylaminogruppe zur polaren Nitroethendiamingruppierung im Molekül des Ranitidins, verglichen mit dem Abstand des basischen Imidazolstickstoffs zum polaren Cyanoguanidin im Molekül des Cimetidins. Dieser strukturelle Unterschied scheint für die im Vergleich zu Cimetidin 4- bis 8fach höhere Affinität von Ranitidin zum H_2-Rezeptor verantwortlich zu sein.

Nizatidin unterscheidet sich von Ranitidin nur durch den Austausch des Furanrings gegen einen Thiazolring. Dies führt zu keiner nachhaltigen Beeinflussung der Affinität zum H_2-Rezeptor, so daß die H_2-antagonistische Aktivität von Ranitidin und Nizatidin in der gleichen Größenordnung liegen.

Die Verknüpfung des Thiazolrings mit einer Guanidingruppe anstelle der Dimethylaminomethylgruppierung führt in die Strukturklasse der Guanidinothiazole, die sich durch eine sehr hohe Affinität zum H_2-Rezeptor auszeichnen. Wichtigster Vertreter der Guanidinothiazole ist Famotidin, das als polare Gruppierung einen Sulfamoylamidinrest aufweist, wodurch sich Famotidin auch insofern von den zuvor genannten H_2-Antagonisten unterscheidet, die anstelle des Amidins ein Guanidinsystem als polaren Baustein enthalten. Für die im Vergleich zu Cimetidin etwa 20fach höhere Affinität von Famotidin zum H_2-Rezeptor ist das Guanidinothiazolstrukturelement verantwortlich. Dies ließ sich durch Synthese von H_2-Antagonisten beweisen, die als »aromatischen Baustein« ein Methylimidazol wie Cimetidin, ein Dimethylaminomethylfuran wie Ranitidin sowie ein Guanidinothiazol wie Famotidin enthielten, ansonsten aber baugleich waren. Die pharmakologische Untersuchung dieser Substanzen ergab – was die H_2-Rezeptoraffinität anbetrifft – immer die gleiche Reihenfolge: Die Guanidinothiazole wiesen stets die höchste, die Imidazole die niedrigste Rezeptoraffinität auf, während die Affinität der Aminomethylfurane dazwischen angesiedelt lag.

Roxatidin gehört zur Substanzklasse der H_2-Antagonisten mit Piperidinomethylphenoxyalkylaminstruktur, die sich ebenfalls durch hohe Affinität zum H_2-Rezeptor auszeichnen. Es besitzt als polare Gruppierung einen Acetoxyacetamidrest und unterscheidet sich strukturell von allen zuvor genannten H_2-Antagonisten grundlegend.

Die Verknüpfung des Piperidinomethylphenoxyalkylamins mit einem Triazolring als polarer Gruppierung führte zu den bereits genannten Langzeit-H_2-Blockern Loxtidin und Lamtidin.

Pharmakokinetik

Cimetidin, Ranitidin und Famotidin, sind kompetitive H_2-Antagonisten (Schunack 1987), die nach oraler Applikation im Dünndarm rasch resorbiert werden. Die Bioverfügbarkeit beträgt für

Tabelle 2. Pharmakokinetische Parameter von Cimetidin, Ranitidin und Famotidin

	Cimetidin	Ranitidin	Famotidin
Bioverfügbarkeit [%]	60 – 80	50 – 60	40 – 50
Plasmaspiegel für 50%ige Hemmung der Säuresekretion [ng/ml]	500 – 600	100 – 200	20 – 30
Eliminationshalbwertzeit [h]	2 – 2,5	2,5 – 3	3 – 3,5

Cimetidin 60 – 80 %, für Ranitidin 50 – 60 % und für Famotidin 40 – 50 %.

Aufgrund der unterschiedlichen Affinitäten zum H_2-Rezeptor liegen die Plasmaspiegel für eine 50 %ige Hemmung der Säuresekretion bei 500 – 600 ng/ml für Cimetidin bzw. 100 – 200 ng/ml für Ranitidin, während für Famotidin nur 20 – 30 ng/ml erforderlich sind. Die Plasmaeiweißbindung aller 3 Substanzen ist gering und liegt in der Größenordnung von ca. 20 %.

Die 3 H_2-Antagonisten werden zu 60 – 70 % unverändert renal eliminiert. Hauptmetabolit des Cimetidins ist mit etwa 10 % das Sulfoxid. Mit einem Anteil von etwa 5 % wird ein Hydroxymethylderivat gebildet. Durch nichtenzymatische Hydrolyse entsteht zu etwa 2 % das Carbamoylderivat des Cimetidins (Abb. 4). Alle Metaboliten sind praktisch unwirksam.

Hauptmetabolit des Ranitidins bei oraler Applikation ist mit einem Anteil von etwa 3,5 % das N-Oxid. Daneben wird mit ca. 1,7 % Desmethylranitidin und mit ca. 1,1 % das Sulfoxid gebildet. In sehr geringem Umfang entsteht durch oxidative Desaminierung ein Furancarbonsäurederivat (Abb. 5). Auch diese Metaboliten sind praktisch ebenfalls unwirksam.

Als einziger Metabolit des Famotidins ist das Sulfoxid bekannt, das mit einem Anteil von 2 – 3 % gebildet wird und pharmakodynamisch unwirksam ist (Abb. 6).

Die Eliminationshalbwertzeit beträgt beim Gesunden für Cimetidin etwa 2 – 2,5 h, für Ranitidin etwa 2,5 – 3 h und für Famotidin etwa 3 – 3,5 h. Bei eingeschränkter Nierenfunktion (Kreatininclearance unter 30 ml/min) sollte die Tagesdosis auf die Hälfte reduziert werden.

Die unterschiedlichen Eliminationshalbwertzeiten bedingen auch eine unterschiedliche Wirkdauer der derzeit therapeutisch verwendeten H_2-Antagonisten. Untersuchungen an Patienten mit Zollinger-Ellison-Syndrom ergaben, daß äquipotente Dosen von Cimetidin, Ranitidin und Famotidin zwar keinen Unterschied zeigen, was den Wirkungsbeginn anbetrifft, daß die Wirkdauer von Famotidin jedoch über derjenigen von Ranitidin liegt, das seinerseits wiederum länger wirksam ist als Cimetidin.

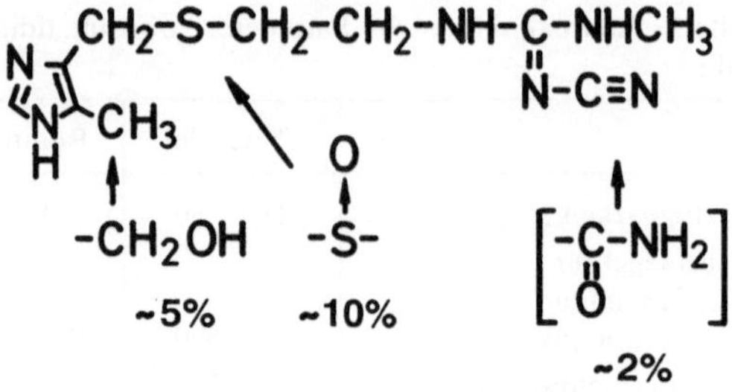

CH_2-S-CH_2-CH_2-NH-C(=N-C≡N)-$NHCH_3$; CH_3
-CH_2OH ~5%
-S(=O)- ~10%
[-C(=O)-NH_2] ~2%

Abb. 4. Biotransformation von Cimetidin

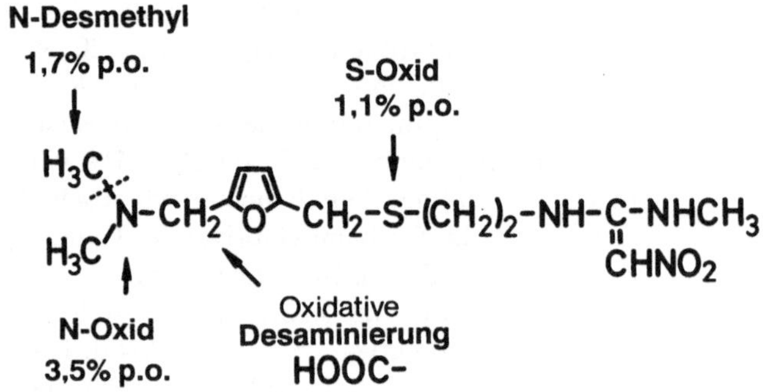

N-Desmethyl
1,7% p.o.
S-Oxid
1,1% p.o.
H_3C, H_3C N-CH_2-(Furan)-CH_2-S-$(CH_2)_2$-NH-C(=$CHNO_2$)-$NHCH_3$
N-Oxid
3,5% p.o.
Oxidative
Desaminierung
HOOC-

Abb. 5. Biotransformation von Ranitidin

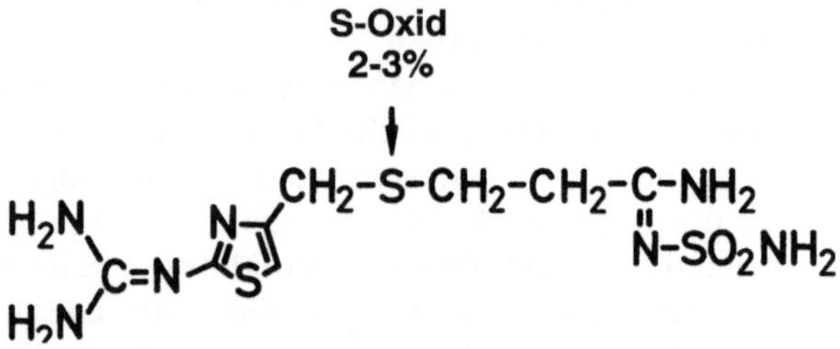

S-Oxid
2-3%
H_2N, H_2N C=N-(Thiazol)-CH_2-S-CH_2-CH_2-C(=N-SO_2NH_2)-NH_2

Abb. 6. Biotransformation von Famotidin

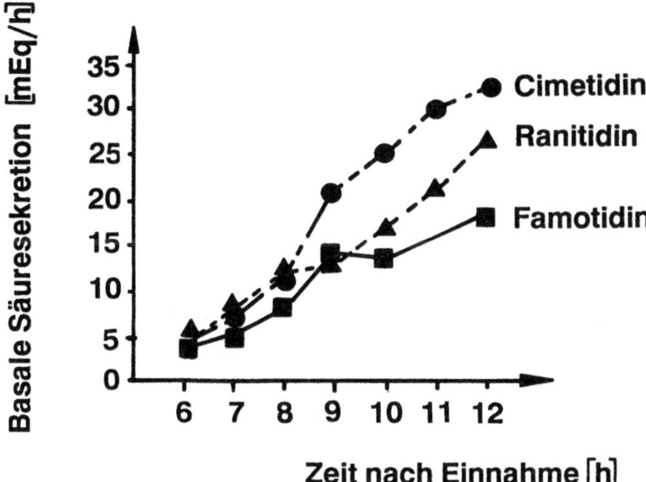

Abb. 7. Wirkdauer äquipotenter Dosen von Cimetidin, Ranitidin und Famotidin. (Nach Howard et al. 1985)

Pharmakokinetische Interaktionen

Interaktionen von H_2-Antagonisten mit anderen Pharmaka wurden auf der Ebene der Resorption, der Biotransformation sowie der renalen Elimination beobachtet. Die Anhebung des pH-Werts kann zu einer Verminderung der Resorption pH-abhängig absorbierter Pharmaka führen. Eine derartige Wechselwirkung konnte für Vitamin B_{12} und Ketoconazol nachgewiesen werden.

Bei gleichzeitiger Applikation von Cimetidin bzw. Ranitidin und Procainamid werden erhöhte Plasmaspiegel von Procainamid sowie seines Metaboliten N-Acetylprocainamid beobachtet. Dieser Effekt, der auf eine Konkurrenz bei der tubulären Sekretion der Niere zurückgeführt wird, ist bei Cimetidin am ausgeprägtesten, jedoch auch bei Ranitidin, nicht jedoch bei Famotidin nachweisbar.

Die bei weitem *wichtigste Interaktion* beruht auf der *enzyminhibitorischen Wirkung des Cimetidins,* die durch eine Verminderung der Aktivität der zytochrom P_{450}-abhängigen Monooxygenasen der Leber verursacht wird. Dieses Enzymsystem ist für den oxidativen Arzneimittelabbau von zentraler Bedeutung. Die Hemmung des oxidativen Metabolismus durch Cimetidin führt bei Arzneistoffen, die auf diesem Weg verstoffwechselt werden, zu erhöhten Plasmakonzentrationen und zu verlängerter Wirkdauer.

Cimetidin wird mittels seines Imidazolrings an das Zytochrom P_{450} gebunden. Da Ranitidin an das Zytochromsystem wesentlich schwächer fixiert wird, ist der enzyminhibitorische Effekt dieses H_2-Antagonisten bei der für die Ulcustherapie üblichen Dosierung praktisch ohne Bedeutung. Die Enzyminhibition durch Ranitidin kann dagegen bei sehr hoher Dosierung (Zollinger-Ellison-Syndrom) oder bei bestehender Enzyminduktion (Barbiturate, Antieleptika etc.) von Relevanz sein. Für Famotidin sind keine Wechselwirkungen auf Basis einer Enzyminhibition bekannt (Tabelle 3).

Für Cimetidin sind zahlreiche Interaktionen mit anderen Arzneistoffen durch Hemmung des zytochrom P_{450}-Monooxygenasesystems beschrieben, von denen jedoch nur wenige von klinischer Relevanz sind. Dies trifft in erster Linie für Theophyllin zu, besonders wenn dieses Pharmakon zeitgleich mit Cimetidin, wie in der Ulcustherapie derzeit üblich, am Abend eingenommen wird. Als bronchospasmolytisch wirksame Ausweichpräparate kommen β_2-Sympathomimetika wie etwa Fenoterol, Salbutamol oder Terbutalin anstelle von Theophyllin in Betracht. Von klinischer Relevanz ist insbesondere die Interaktion von Cimetidin mit dem Antikoagulans Warfarin, die sich in einem erhöhten Plasmaspiegel sowie in einer verlängerten Prothrombinzeit äußert. Als therapeutische Konsequenz dieser Interaktion ist eine sorgfältige Überwachung der Patienten mit Anpassung der Warfarindosis an die jeweilige Blutgerinnungssituation erforderlich. Die Interaktion zwischen Cimetidin und Warfarin ist im angelsächsischen Raum, in dem die Verwendung von Warfarin als Antikoagulans überwiegt, von großer Bedeutung. Sie ist in der Bundesrepublik Deutschland, zahlenmäßig gesehen, von geringerer Bedeutung, da hier aus der Gruppe der 4-Hydroxycumarine ganz überwiegend Phenprocoumon eingesetzt wird, das keine Interaktion mit Cimetidin aufweist.

Daß die Interaktionen mit Cimetidin nicht stoffgruppenspezifisch sind, sondern nur diejenigen Vertreter einer Wirkstoffgruppe betreffen, die überwiegend oxidativ metabolisiert werden, läßt sich auch anhand der 1,4-Benzodiazepine demonstrieren. Diaze-

Tabelle 3: Interaktionen von Cimetidin durch Hemmung der Aktivität der zytochrom P_{-450}-abhängigen Monooxygenasen der Leber sowie davon nicht betroffene Ausweichpräparate

Wirkgruppe	Interaktionen mit	Ausweichmöglichkeiten z. B.
Bronchospasmolytika	Theophyllin	Fenoterol Salbutamol
Hydroxycumarine	Warfarin	Phenprocoumon
Beta-Blocker	Propranolol Metoprolol	Atenolol Pindolol Phenbutolol
Benzodiazepine	Diazepam Chlordiazepoxid	Oxazepam Lorazepam Lormetazepam

pam, Chlordiazepoxid, Prazepam oder Dikaliumclorazepat, die erst hydroxyliert werden müssen, um als Glukoronide eliminiert werden zu können, zeigen die beschriebene Arzneimittelinterferenz mit Cimetidin. Dagegen weisen Benzodiazepine mit einer Hydroxylgruppe am C3, wie z. B. Oxazepam Lorazepam, Lormetazepam oder Temazepam, die keiner Phase-I-Metabolisierung unterliegen, auch keine Wechselwirkung mit Cimetidin auf.

Bei den Betarezeptorenblockern wird als Folge einer Hemmung der Metabolisierung die Bioverfügbarkeit von Propranolol, Metoprolol und Labetalol, die einem ausgeprägten First-pass-Effekt unterliegen, erhöht. Als Ausweichmöglichkeiten aus der Gruppe der Betablocker kommen z. B. Atenolol, Pindolol oder Penbutolol in Betracht, die mit Cimetidin nicht interferieren. Von klinischer Relevanz kann auch die Wechselwirkung von Cimetidin mit den Antiepileptika Carbamazepin und Phenytoin sowie mit Lidocain sein. Nachgewiesen wurden Interaktionen von Cimetidin u. a. auch mit Imipramin, Clomethiazol, Pentazocin, Morphin und Chinidin. Daß Famotidin keine relevante Bindung an Cytochrom P_{450} eingeht, ist für die Interaktionen mit Theophyllin, Warfarin, Diazepam, Phenytoin, Antipyrin und Aminopyrin experimentell an Probanden untersucht worden.

Nebenwirkungen

Im Vergleich zu anderen Arzneistoffklassen wie z. B. nichtsteroidalen Antirheumatika, Chemotherapeutika, Antihypertensiva oder Psychopharmaka sind H_2-Antagonisten, was die Inzidenz von Nebenwirkungen anbetrifft, günstig zu beurteilen, da nur bei 2 – 3 % aller Ulcuspatienten unter Therapie mit H_2-Antagonisten mit Nebenwirkungen zu rechnen ist. Als subjektive Symptome werden äußerst selten Diarrhö, Übelkeit, Hautausschlag, Schwindel, Kopfschmerz, Obstipation sowie Müdigkeit beobachtet, die kaum ein Absetzen des H_2-Antagonisten erfordern. Unter Cimetidin kann es zu einem geringen, reversiblen Anstieg der Kreatininkonzentration im Plasma kommen. Dies wird mit einer Interaktion von Cimetidin mit Kreatinin bei der Elimination im tubulären Apparat der Niere erklärt. Es gibt jedoch keine Hinweise auf eine Nephrotoxizität, auch ist die glomeruläre Filtrationsrate nicht eingeschränkt.

Auf Überempfindlichkeitsreaktionen werden seltene Fälle von Leukozytopenie und Thrombozytopenie zurückgeführt. Gleiche Ursachen dürften für das gelegentliche Auftreten von Urtikaria, Anaphylaxie und Schocksymptomatik verantwortlich sein. In Einzelfällen können auch neurologische Komplikationen, besonders nach hohen Cimetidinkonzentrationen, auftreten. Beschrieben wurden Konzentrationsschwäche, Antriebsarmut, Desorientiertheit, jedoch auch Agitiertheit und toxische Psychosen. Verwirrtheitszustände sind unter Cimetidin in erster Linie bei alten Menschen, bei Patienten mit Niereninsuffizienz und bei Patienten mit Leberzirrhose beobachtet worden. Liegen zwei oder drei dieser Risikofaktoren vor, erhöht sich das Risiko für diese Nebenwirkung deutlich.

Antiandrogene Wirkungen, Gynäkomastie und Galaktorrhö wurden insbesondere unter hohen Cimetidindosen von über 1 g pro Tag berichtet.

Dosierung und Einnahmezeiten

Die Magensäuresekretion unterliegt einer zirkadianen Rhythmik. Während der 8 Nachtstunden (23.00 bis 7.00 Uhr) werden mehr als 60 % der 24-h-Azidität gemessen, über Tag dagegen nur etwa 40 % mit 2 Maxima im Bereich von 12.00 bis 14.00 Uhr sowie 18.00 bis 22.00 Uhr (DAMMANN et al. 1984). Der Unterschied in der intragastralen H^+-Aktivität zwischen Tag und Nacht kann nur zum Teil durch den neutralisierenden Effekt der Mahlzeiten erklärt werden. Frühstück, Mittag- und Abendessen führen zu einer signifikanten Reduktion der H^+-Aktivität. Dieser Effekt dauert 2 – 3 h an.

Bei gesunden Probanden fanden DAMMANN et al. unter Nüchternbedingungen eine mittlere stündliche H^+-Aktivität von 26 mmol/l. Die Einnahme von Mahlzeiten führte zu einer 50 %igen Reduktion der intragastralen Azidität auf 13 mmol/l. Während der Nacht lag dagegen eine mittlere stündliche H^+-Aktivität von 38 mmol/l vor.

Da die nächtliche Säuresekretion zunehmend als der wichtigste Faktor in der Therapie des Ulcus pepticum angesehen wird, wird heute die einmal abendliche Gabe der gesamten Tagesdosis der H_2-Rezeptorantagonisten empfohlen. Cimetidin (800 mg nocte) reduziert die nächtliche intragastrale Azidität um 85 %, Ranitidin (300 mg nocte) und Famotidin (40 mg nocte) um 95 %. Klinische Studien ergaben, daß die einmalige abendliche Dosis der H_2-Antagonisten in der Heilung des Ulcus pepticum mindestens ebenso effektiv ist wie die 2malige tägliche Gabe der halben Dosis.

Der Wechsel von der 2mal täglichen Gabe zu der einmal abendlichen Gabe führt zu einer gesteigerten Reduktion der nächtlichen Säuresekretion. Aufgrund der längeren Halbwertzeit dauert der säuresekretionshemmende Effekt unter Ranitidin und Famotidin bis in den nächsten Tag hinein. Danach kann sich die normale Säuresekretion wieder einstellen. Während dieser Zeit kommt der Nahrung als Säurepuffer besondere Bedeutung zu. Die ungestörte Säuresekretion während der zweiten Tageshälfte hält zugleich den antibakteriellen Säureschutz des Magens aufrecht und verhindert die Besiedlung mit pathogenen Keimen.

Nach heutiger Auffassung scheint die medikamentöse Reduktion der Säuresekretion über Tag für die Heilungsraten beim peptischen Ulcus ohne therapeutische Relevanz zu sein. In der Vergangenheit wurde die Notwendigkeit, die Säuresekretion auch über Tag zu hemmen, möglicherweise überschätzt, zumal eine normale Ernährung schon zu einer 50 %igen Reduktion der intragastralen Azidität führt. Von daher ist auch die zusätzliche Gabe von Antazida während des Tages höchstens in den ersten Tagen indiziert, um die beim akuten Ulcus auftretenden Schmerzen möglichst schnell zu lindern. Danach bietet die Komedikation von H_2-Antagonisten und Antazida keine Vorteile.

Therapeutische Wirkung
Die Wirksamkeit der H_2-Antagonisten als Ulcustherapeutika konnte in zahllosen Untersuchungen eindeutig belegt werden. Die Heilungsraten beim *Ulcus duodeni* liegen deutlich über denjenigen beim Ulcus ventriculi. Die Therapiedauer sollte beim akuten Ulcus mindestens 4 Wochen, besser jedoch 6 – 8 Wochen umfassen. Zu beachten ist, daß die Besserung der Schmerzsymptomatik nicht mit der Ulcusheilung korreliert. Vielmehr kann das Ulcus weiter bestehen, obwohl die Schmerzen bereits abgeklungen sind. Die Ulcusheilung sollte daher endoskopisch gesichert werden.

Unter der Therapie mit Cimetidin oder Ranitidin heilen innerhalb von 4 Wochen 75 – 80 % aller Ulcera duodeni vollständig ab (HOLTERMÜLLER u. HERZOG 1986). Etwa 20 % heilen während dieses Zeitraums nicht. Bei Fortsetzung der Therapie bis zu 8 – 10 Wochen heilen 60 – 80 % der primär verzögert heilenden Ulzera schließlich ebenfalls ab. Bei den sogenannten »H_2-resistenten Ulzera«, die nach 8wöchiger Therapie mit H_2-Antagonisten nicht abheilen, handelt es sich i. allg. um sehr große Ulzera, verbunden mit einer ausgeprägten Duodenitis. In diesen Fällen sollte ein stark wirksamer H_2-Antagonist wie z. B. Famotidin, eventuell in höherer Dosierung oder in Kombination mit Pirenzepin zum Einsatz kommen. In einer deutschen Multizenterstudie heilten unter der Therapie mit Famotidin innerhalb von 4 Wochen 82 %, innerhalb von 6 Wochen 96 % aller Ulcera duodeni vollständig ab (SIMON 1988).

Die Ulcuskrankheit ist durch rezidivierende Ulzera und eine Neigung zu Komplikationen charakterisiert. Das Auftreten von Ulcusrezidiven kann durch eine Dauerbehandlung wirksam verhindert werden. Zur Rezidivprophylaxe werden die H_2-Rezeptorantagonisten in halber Dosierung (400 mg Cimetidin, 150 mg Ranitidin, 20 mg Famotidin) eingesetzt. Die Dauer der Rezidivprophylaxe ist nicht exakt festlegbar. Bei der überwiegenden Zahl der Patienten kommt es nach etwa 10 – 15 Jahren zu einem Ausbrennen der Erkrankung, was aus Langzeitverlaufsbeobachtungen an Ulcuspatienten geschlossen werden konnte. Unter der Langzeitprophylaxe bleiben ca. 80 % der Patienten beschwerdefrei. Nach Absetzen der Therapie treten die Rezidivulzera in der gleichen Häufigkeit wieder auf wie bei unbehandelten Patienten.

Bei der Entscheidung, ob eine Langzeittherapie durchgeführt werden soll, müssen die Nebenwirkungen der einzelnen Medikamente sowie die Compliance des Patienten mitberücksichtigt werden. Durch eine Langzeitprophylaxe kann die Notwendigkeit operativer Eingriffe stark vermindert werden. Als Gründe für eine Langzeitbehandlung mit H_2-Antagonisten sind zu nennen: eine erbliche Vorbelastung, eine lange Dauer der Ulcuskrankheit, rezidivierende Ulcusschübe (2 oder mehr Rezidive/Jahr), Rauchen, hohe Streßbelastung, verzögerte Heilung, starker Leidensdruck sowie vorausgegangene Komplikationen.

Beim chronischen Ulcus duodeni liegt nicht nur eine Abnormität der Säure- und Pepsinsekretion vor, sondern auch eine Abnormalität hinsichtlich Speicherung und Stoffwechsel von Histamin (Lorenz 1986). Der Histaminspiegel der Magenschleimhaut ist bei diesen Ulcuspatienten signifikant erniedrigt (um 30 %), weil weniger Histamin gespeichert wird. der erhöhte Anteil freien Histamins bewirkt eine starke Säurestimulation.

Beim *Ulcus ventriculi* erbrachten die ersten Doppelblindstudien mit Cimetidin keine eindeutigen Ergebnisse. Während in einigen Studien mit Heilungsraten von 70 – 80 % eine signifikante Überlegenheit gegenüber Plazebo gefunden wurde, ließen sich diese Ergebnisse in anderen plazebokontrollierten Studien nicht bestätigen. Dies lag wohl in erster Linie daran, daß in einigen Studien Antazida nach Belieben eingenommen werden durften, so daß es keine echte Plazebogruppe gab.

Für Cimetidin und Ranitidin liegen die Heilungsraten nach 4 Wochen bei 60 – 70 %, nach 8 Wochen bei ca. 80 %. In der genannten deutschen Multizenterstudie (Simon 1988) heilten unter der Therapie mit Famotidin in 4 Wochen 72 %, in 6 Wochen 84 % aller Ulcera ventriculi ab. Die medikamentöse Therapie sollte erst begonnen werden, nachdem ein Magenkarzinom endoskopisch ausgeschlossen wurde.

Antimuskarinika

Die physiologische Aktivierung der Magensaftsekretion erfolgt über den Vagus. Nach derzeitiger Vorstellung von der vagalen Innervation des Magens ist davon auszugehen, daß die säurebildenden Parietalzellen (Belegzellen) nicht direkt innerviert werden. Die vagalen Nervenendigungen enden vielmehr an Zellen, die bei Vaguserregung Histamin freisetzen, das auf die Belegzellen säurestimulierend wirkt.

Neben Histamin und Gastrin kommt jedoch auch Acetylcholin als Chemostimulator der Magensäuresekretion eine wichtige Funktion zu. Es kann einerseits mit dem Acetylcholinrezeptor der Belegzelle direkt in Wechselwirkung treten, andererseits wirkt es auch indirekt durch Histaminliberation aus den Mastzellen der Magenmukosa.

Parasympatholytika vermögen zwar die Effekte des Acetylcholins zu hemmen, die gastrin- bzw. histaminvermittelte Stimulation der Säuresekretion wird jedoch nicht beeinflußt. Die Wirksamkeit von Parasympatholytika wie z. B. Atropin oder Propanthelin in der Therapie des peptischen Ulcus ist seit langem bekannt, doch stehen ausgeprägte Nebenwirkungen einem breiten Einsatz entgegen.

Nach derzeitigen Vorstellungen lassen sich die Muskarinrezeptoren, an denen Acetylcholin als Neurotransmitter fungiert, in M_1- und M_2-Rezeptorsubtypen unterscheiden. M_1-Rezeptoren dominieren in den peripheren Ganglien, während die Muskarinrezeptoren der Effektororgane (Herz, glatte Muskulatur, Drüsen) sowie der terminalen autonomen Nerven überwiegend zum Typ der M_2-Rezeptoren zählen (LAMBRECHT u. MUTSCHLER, 1985).

Die Differenzierung in Rezeptorsubtypen war mittels spezifischer Agonisten und Antagonisten des M_1-Rezeptors möglich. Besondere Bedeutung erlangte das M_1-Antimuskarinikum Pirenzepin, das, wie in Rezeptorbindungsstudien gezeigt werden konnte, gegenüber den muskarinischen Rezeptoren der exokrinen Drüsen und sympathischen Ganglien eine um mehr als eine Zehnerpotenz höhere Affinität als gegenüber den Muskarinrezeptoren des Herzens und der glatten Muskulatur aufweist. Gegenüber Atropin ermöglichte Pirenzepin erstmals eine selektivere Hemmung der Magensäuresekretion, wobei insbesondere das Sekretionsvolumen vermindert wird.

Chemie

Pirenzepin wurde im Rahmen der Synthese neuer trizyklischer Psychopharmaka aufgefunden. (Abb. 8) Es gehört zur Stoffklasse der 6H-Pyrido [2,3-b] [1,4] benzodiazepin-6-one. Bei der pharmakologischen Prüfung fiel auf, daß es keine zentralen Effekte aufweist. Pirenzepin besitzt ausgeprägte hydrophile Eigenschaften. Der Verteilungskoeffizient ($P = 0{,}23$) besagt, daß sich Pirenzepin bei pH 7,4 5mal stärker in die Wasserphase als in die Lipidphase verteilt. Aufgrund der geringen Lipidlöslichkeit vermag es die Blut-Hirn-Schranke kaum zu überwinden (EBERLEIN et al. 1982). Von den 3 basischen Zentren des Moleküls ist das endständige N-Atom des Piperazinrings durch einen pK_a-Wert von 8,05 charakterisiert. Unter physiologischen Bedingungen (Blut-pH = 7,4) liegt Pirenzepin zu etwa 80 % in protonierter Form vor.

Pharmakokinetik

Die geringe Lipophilie bedingt, daß die Bioverfügbarkeit von Pirenzepin nur etwa 30 % beträgt. Die Einnahme sollte morgens und abends vor den Mahlzeiten erfolgen, da bei Einnahme nach dem Essen niedrigere Plasmakonzentrationen beobachtet werden. Die Absorptionshalbwertzeit beträgt 40 min, maximale Serum-

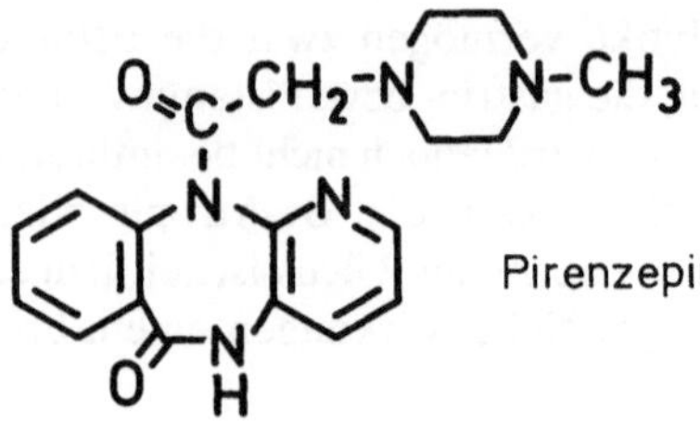

Abb. 8. Struktur von Pirenzepin

konzentrationen werden nach ca. 3 h erreicht. Die Plasmaproteinbindung liegt bei 10 %. Pirenzepin wird nur in geringem Umfang metabolisiert. Mehr als 80 % der verabreichten Dosis werden unverändert zu etwa gleichen Teilen renal und mit der Fäzes eliminiert. Hauptmetabolit (< 10 %) ist Desmethylpirenzepin. Die Eliminationshalbwertzeit beträgt 10 – 14 h. Therapeutisch wirksame Plasmaspiegel liegen bei 20 – 50 ng/ml. Zwischen der Konzentration im Plasma und der Wirkung besteht keine direkte Proportionalität.

Therapeutische Wirkung

Die anfängliche Dosierung von 2mal täglich 25 mg führte zu unbefriedigenden Ergebnissen. Um Heilungsraten zu erzielen, die denjenigen der H_2-Antagonisten entsprechen, sind 100 – 150 mg tgl. erforderlich.

Die Wirksamkeit von Pirenzepin beim *Ulcus duodeni* konnte in zahlreichen klinischen Studien gesichert werden. Tagesdosen von 2mal 50 mg führten nach 4 – 6 Wochen zu Heilungsraten um 80 %. In vergleichenden Untersuchungen erwies sich Pirenzepin als ebenso wirksam wie Cimetidin, jedoch traten unter Pirenzepin signifikant mehr Nebenwirkungen auf.

Die Wirksamkeit von Pirenzepin beim *Ulcus ventriculi* ist – entsprechend den Befunden mit H_2-Antagonisten – deutlich schwächer ausgeprägt. Fraglich ist auch, ob die Reduktion der Ulcusbeschwerden derjenigen von H_2-Antagonisten entspricht, oder ob die Schmerzbefreiung langsamer erfolgt.

Nebenwirkungen

Bei wirksamen Tagesdosen von 75 bis 150 mg ist bei 10 % aller Patienten mit Nebenwirkungen zu rechnen. Es handelt sich um die typischen anticholinergen Wirkungen, die trotz der Selektivität von Pirenzepin zu M_1-Rezeptoren bei dieser Dosierung zum Tragen kommen, wie z. B. Mundtrockenheit, Akkomodationsstörungen, Müdigkeit, Appetitanregung sowie Harnverhaltung bei Patienten mit Prostataadenom. Alle Nebenwirkungen sind nach Absetzen von Pirenzepin reversibel.

Prosta-glandine

Prostaglandine (PG) fungieren u.a. als endogene Mediatoren bzw. Regulatoren gastrointestinaler Funktionen (SCHRÖR 1984). Vor allem Prostaglandine vom E- und A-Typ hemmen die Säuresekretion im Magen und verhindern die durch Streß und/oder Pharmaka induzierte Bildung von Ulzera. Hierbei spielen auch die zytoprotektiven Eigenschaften der Prostaglandine eine Rolle. Die endogenen Prostaglandine kommen wegen Instabilität, fehlender oraler Wirksamkeit und zu kurzer Halbwertzeit für einen therapeutischen Einsatz nicht in Betracht. Daher wurden zahlreiche Prostaglandinanaloga vom E-Typ mit günstigeren Eigenschaften dargestellt, von denen bisher für die Ulcustherapie nur Misoprostol eingeführt wurde.

Chemie

Misoprostol ist ein Methylesteranaloges des Prostaglandin E_1. Es ist chemisch ein doppeltes Razemat, bestehend aus folgenden 4 Stereoisomeren: I (8R, 11R, 12R, 16S), II (8S, 11S, 12S, 16R), III (8R, 11R, 12R, 16R) und IV (8S, 11S, 12S, 16S). In Misoprostol liegen die beiden Razemate I – II und III – IV im Verhältnis 48:52 vor. Das Enantiomer I besitzt die höchste Aktivität, es ist 3 bis 10mal wirksamer als Misoprostol (DAJANI et al. 1983).

Die orale Wirksamkeit konnte durch Verlagerung der OH-Gruppe des Prostaglandin E_1 von C-15 nach C-16 erreicht werden. Durch zusätzliche Einführung einer Methylgruppe an C-16 wurde eine deutliche Verlängerung der Wirkdauer erzielt. Die Veresterung der Carboxylgruppe bedingt eine Verbesserung der Resorption (Abb. 9).

Pharmakokinetik

Misoprostol wird rasch und fast vollständig resorbiert sowie anschließend durch Hydrolyse schnell zu Misoprostolsäure metabolisiert, die die gleiche pharmakologische Aktivität aufweist. Nach 30 min sind im Plasma nur noch vernachlässigbare Mengen von Misoprostol nachweisbar. Der weitere Abbau der Misoprostolsäure erfolgt durch β- und ω-Oxidation zu inaktiven Metaboliten.

Die Plasmaeliminationshalbwertzeit von Misoprostol und Misoprostolsäure beträgt ca. 20 min. Die Gesamtradioaktivität (einschließlich inaktiver Metaboliten) wird mit einer Halbwertzeit von 1,7 h eliminiert. Die Ausscheidung erfolgt zu ca. 70 % renal, 15 % werden mit der Fäzes eliminiert. Die Plasmaproteinbindung beträgt ca. 85 %.

Therapeutische Wirkung

Misoprostol hemmt durch Inhibition der Adenylatzyklase die Akkumulation von c-AMP in der Parietalzelle.

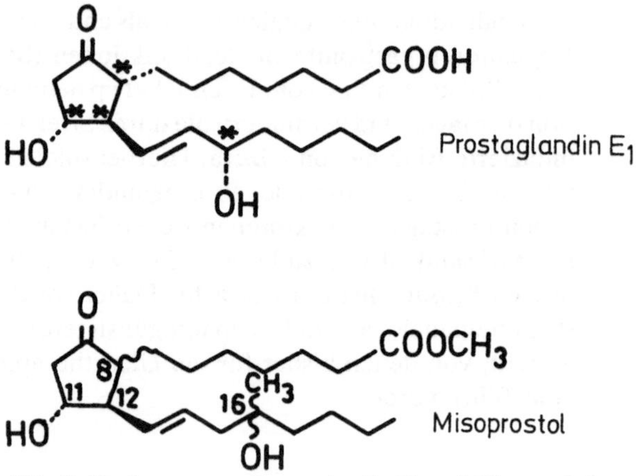

Abb. 9. Strukturen von Prostaglandin E_1 und Misoprostol

Die *Zytoprotektion der Schleimhaut,* die für die natürlichen Prostaglandine und deren Analoga beschrieben wurde, beruht auf der Fähigkeit, die gastrointestinale Schleimhaut vor schädigenden Noxen (Acetylsalicylsäure, Indometacin, Ethanol, Taurocholsäure etc.) zu schützen. Als Mechanismen, die zur Zytoprotektion beitragen, kommen in erster Linie die Mukus- und Hydrogenkarbonatsekretion sowie die Durchblutung der Schleimhaut in Betracht. Die Magenschleimhaut produziert 2 verschiedene Arten von Mukus, ein unlösliches Gel, das auf der Schleimhautoberfläche haftet und an der schützenden Mukosabarriere beteiligt ist sowie einen löslichen Mukus, der eine bewegliche Gleitschicht bildet. Misoprostol kann die Dicke der haftenden Mukusgelschicht auf das Doppelte erhöhen. Die zytoprotektiven Eigenschaften von Misoprostol werden gegenüber der hemmenden Wirkung auf die Säuresekretion bereits in verhältnismäßig niedrigen Konzentrationen (100 – 200 μg tgl.) beobachtet. In dieser zytoprotektiv wirkenden Dosierung waren jedoch die Heilungsraten in der Behandlung des peptischen Ulcus von Plazebo nicht signifikant verschieden.

Für die *antisekretorische Wirkung* von Misoprostol sind 800 μg tgl. erforderlich. Beim Ulcus ventriculi sollen 4mal 200 μg, beim Ulcus duodeni können auch 2mal 400 μg tgl. gegeben werden. In antisekretorisch wirkender Dosierung ist für Misoprostol weder in der Heilungsrate noch im Schmerzstatus ein Vorteil gegenüber Cimetidin ersichtlich. Dagegen werden erheblich mehr Nebenwirkungen als unter einer Therapie mit H_2-Antagonisten beobachtet.

Nebenwirkungen

Als häufigste Nebenwirkungen werden Diarrhöen (etwa 10%) sowie weiche und schleimige Stühle berichtet (Gugler 1986).

Diese Nebenwirkungen entsprechen den natürlichen Wirkungen der Prostaglandine vom E-Typ und beruhen auf einer gesteigerten Sekretion von Elektrolyten und Wasser aus dem Blut in das Darmlumen (»Enteropooling«). Daneben treten auch krampfartige Schmerzen im Bauchraum auf. Häufigkeit und Schwere dieser klinischen Symptome sind dosisabhänig. Selten wurde über Übelkeit, Kopfschmerzen und Schwindel berichtet.

Misoprostol zeigt weiterhin die den Prostaglandinen eigene uterustonisierende Wirkung. Daher ist eine Anwendung von Misoprostol während der Schwangerschaft kontraindiziert. Bei einer Misoprostolbehandlung von Frauen im gebärfähigen Alter sollte auf strikte Kontrazeption geachtet werden. Wenn während der Behandlung im Misoprostol eine Schwangerschaft eintritt, ist die Therapie sofort abzubrechen.

Weitere Ulcustherapeutika

Sucralfat, ein basisches Aluminiumsalz des Saccharoseoktasulfats, zeigt im sauren Milieu des Magens eine ausgeprägte Affinität zur ulzerösen und erodierten Mukosa des Gastrointestinaltrakts. Dabei soll das Sucralfatanion mit positiv geladenen Proteinionen im Ulcuskrater einen Sucralfat-Protein-Komplex bilden, der als lokale Schutzschicht das Ulcus vor dem Angriff aggressiver Faktoren schützt. Für die Wirksamkeit im Magen ist ein pH<4 erforderlich. Neben der Bildung einer Schutzschicht über Ulcus und Erosion soll Sucralfat auch einen stimulierenden Effekt auf die Prostaglandinfreisetzung ausüben (STEINER *1983)*.

Carbenoxolon, das Hemisuccinat der Glyzyrrhetinsäure, beschleunigt die Ulcusheilung durch eine lokale Wirkung an der Magenschleimhaut. Die Substanz hat wegen aldosteronartiger Nebenwirkungen, die mit einer Inzidenz von 30 – 40% auftreten, stark an Bedeutung verloren. Klinische Zeichen des Hyperaldosteronismus sind Ödeme (Natriumretention), Hypertonie, Muskelschwäche und Kaliumverluste. Eine Kombination mit Diuretika verbietet sich wegen der Gefahr einer schweren Hypokaliämie. Bei gleichzeitiger Verabreichung von Aldosteronantagonisten wie Spironolacton oder Kaliumcanrenoat kann es zu gegenseitiger Inaktivierung kommen.

Zukünftige Entwicklung

Hemmstoffe der K^+/H^+-ATPase, eines ATP-spaltenden Enzyms der Parietalzellen, das im Austausch gegen Kaliumionen Protonen in das Magenlumen pumpt, stehen möglicherweise bald zur Verfügung. Für *Omeprazol* (LIND et al. 1983) ist die Zulassung zur Akutbehandlung des peptischen Ulcus beantragt (Abb. 10). Weitere analog gebaute Benzimidazole befinden sich in präklinischer oder klinischer Erprobung.

In neuerer Zeit wird auch die Infektion mit *Campylobacter pylori* als eine mögliche Ursache von Gastritiden bzw. Ulzera diskutiert (TYTGAT u. RAUWS, 1987). Campylobacter pylori tritt im Mukusgel von Ulcuspatienten sowie bei Nichtulcusdyspepsie gehäuft auf. Die Rolle dieses Mikroorganismus für die Pathogenese der Ulcuskrankheit ist unklar. Für die antibiotische Therapie wird basisches Bismutsalicylat (Jatrox) eventuell in Kombination mit Amoxicillin (Clamoxyl) und Tinidazol (Simplotan) empfohlen.

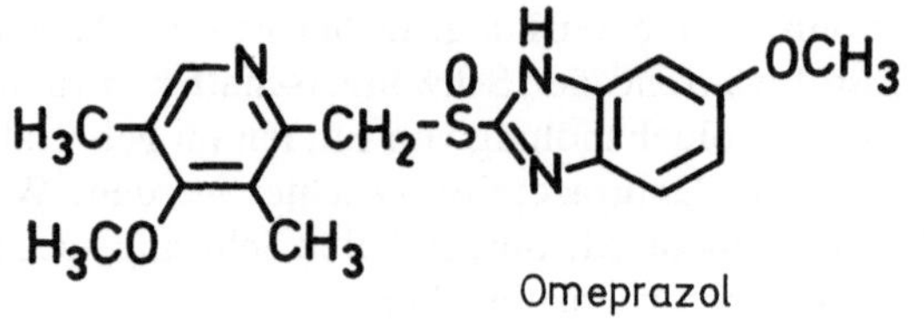

Abb. 10. Struktur von Omeprazol

Zusammenfassung

Von den verschiedenen Stoffklassen der derzeit verfügbaren Ulcustherapeutika stehen die Inhibitoren der Salzsäuresekretion des Magens im Vordergrund des therapeutischen Interesses. Demgegenüber sind die zytoprotektiv wirksamen Prostaglandine sowie die Filmbildner (z.B. Sucralfat) von geringerer Bedeutung.

Pirenzepin, ein Antimuskarinikum mit selektiver Affinität zu M_1-Rezeptoren erfordert eine Dosierung von 100 mg tgl., wobei anticholinerge Nebenwirkungen auftreten können. Da zudem nur die vagale Stimulation der Säuresekretion unterdrückt wird, nicht jedoch die durch Gastrin und Histamin induzierte, ist die Hemmung der Säuresekretion im Vergleich zu H_2-Antagonisten schwächer ausgeprägt.

Die H_2-Antagonisten haben die Therapie des peptischen Ulcus revolutioniert. Bei Einmalgabe vor dem Schlafengehen wird die nächtliche Säuresekretion, der wichtigste pathogenetische Faktor des Ulcus pepticum, unterdrückt. Während des Tages kommt der Nahrung als Säurepuffer besondere Bedeutung zu.

Die im Handel befindlichen H_2-Antagonisten unterscheiden sich vor allem bezüglich der Affinität zum H_2-Rezeptor. Cimetidin weist die niedrigste, Famotidin die höchste Affinität auf. Die unterschiedlichen Affinitäten bedingen Tagesdosen von 800 mg Cimetidin, 300 mg Ranitidin bzw. 40 mg Famotidin.

Cimetidin, Ranitidin und Famotidin sind kompetitive Antagonisten, die geringe Unterschiede in der Wirkdauer aufweisen (Famotidin > Ranitidin > Cimetidin). Die bei weitem wichtigste Interaktion beruht auf der enzyminhibitorischen Wirkung des Cimetidins. Die Hemmung des oxidativen Arzneimittelabbaus kann vor allem bei Theophyllin, Warfarin, verschiedenen Betablockern und Benzodiazepinen sowie bei Carbamazepin, Phenytoin und

Lidocain von klinischer Relevanz sein. Ähnliche Effekte werden bei Ranitidin nur in hoher Dosierung beobachtet. Für Famotidin sind keine Wechselwirkungen bekannt.

Unter Therapie mit H_2-Antagonisten ist nur bei 2 – 3 % aller Ulcuspatienten mit Nebenwirkungen zu rechnen. Neurologische Komplikationen (Desorientiertheit, Verwirrtheitszustände) sind vor allem bei alten und multimorbiden Patienten nach hohen Cimetidingaben beschrieben. Unter den endokrinologischen Störungen ist besonders die antiandrogene Wirkung zu nennen, die mit einer Gynäkomastie einhergeht. Dieser Effekt kann insbesondere nach Cimetidindosen von über 1 g tgl. sowie nach hohen Ranitidindosen beobachtet werden. Alle Nebenwirkungen sind reversibel.

In einer Postmarketingstudie mit über 10000 Patienten betrug die Häufigkeit der Nebenwirkungen unter Famotidin 2%. Die niedrige Dosierung von Famotidin verbunden mit einer hohen Selektivität der Bindung an H_2-Rezeptoren gegenüber unspezifischer Bindung dürfte die Hauptursache für die besonders geringe Häufigkeit von Nebenwirkungen unter Famotidin sein.

Literatur

1. Bertaccini G und Coruzzi G, Dig. Dis. Sci. 30, 43 S (1985)
2. Bertaccini G und Coruzzi G, ISI Atlas of Science: Pharmacology (1987) S. 181
3. Bradshaw J, Brittain RT, Clitherow JW, Daly MJ, Jack D, Price BJ and Stables R, Br. J. Pharmacol 66, 464P (1979)
4. Brimblecombe RW, Duncan WAM, Durant GJ, Emmett JC, Ganellin CR und Parsons ME, J. Int. Med. Res. 3, 86 (1975)
5. Dajani EZ, Driskill DR, Bianchi RG, Philips EL, Woods EM, Colton DG, Collins PW und Pappo R, Drug Dev. Res. 3, 339 (1983)
6. Dammann HG, Jacubasch Th, Walter ThA, Müller P und Simon B, Therapiewoche 34, 5092 (1984)
7. Eberlein W, Schmidt G, Reuter A und Kutter E, Arzneim.-Forsch. 27, 356 (1977)
8. Gugler R, Ulcus ventriculi, in: Therapie gastroenterologischer Erkrankungen (Herausgeber: Gugler R und Holtermüller KH), Georg Thieme Verlag, Stuttgart, 1986, S. 41
9. Holtermüller KH und Herzog P, Ulcus duodeni, in: Therapie gastroenterologischer Erkrankungen (Herausgeber: Gugler R und Holtermüller KH), Georg Thieme Verlag, Stuttgart, 1986, S. 52
10. Howard JM, Cremos AN, Collen MJ, McArthur KE, Cherner JA, Maton PN, Ciarleglio CA, Cornelius MJ, Gardener JD und Jensen RT, Gastroenterology *88*, 1026 (1985)
11. Lambrecht G, Ulkustherapeutika, in: Schriftenreihe der Bundesapothekerkammer zur wissenschaftlichen Fortbildung, Meran 1983, Werbe- und Vertriebsgesellschaft Deutscher Apotheker mbH, Frankfurt am Main, Band XI, S. 153
12. Lambrecht G und Mutschler E, Selective inhibition of muscarinic receptors in intestinal smooth muscle, in: Muscarinic receptor subtypes in the GI Tract (Herausgeber: Lux G. and Daniel EE), Springer-Verlag, Berlin, Heidelberg, 1985, S. 20

13. Lind T, Cederberg C, Ekenved G, Haglund U und Olbe L, Gut 24, 270 (1983)
14. Lorenz W, zitiert in Pharm. Ztg. 131, 2049 (1986)
15. Schrör K, Prostaglandine und verwandte Verbindungen. Georg Thieme Verlag, Stuttgart (1984)
16. Schunack W, Therapiewoche 37, 35 (1987)
17. Simon B, Bianchi Porro G und Dammann HG, Famotidin, Georg Thieme Verlag, Stuttgart, 1986
18. Steiner KF, Fortschr. Med. (1983), 2153
19. Tytgat GNJ und Rauws EAJ, Aliment. Pharmacol. Therap. 1, 527 S (1987)

Die intragastrale Langzeit-pH-Metrie: Methode, klinische Wertigkeit und pharmakodynamische Ergebnisse*

H.S. MERKI

In der klinischen Diagnostik des peptischen Ulcusleidens spielt die Bestimmung der basalen und stimulierten Säuresekretion bisher eine nur untergeordnete Rolle. Die Messung der Gesamtsäureproduktion oder der intragastralen Azidität wurde in den letzten Jahren überwiegend zur Bestimmung des pharmakologischen Profils von Sekretionshemmern eingesetzt. Dabei sind verschiedene Meßmethoden standardisiert und z.T. eingehend validiert worden.

Standardmethoden	*Parameter*
Aspiration:	– pH (Einheiten)/ H^+-Aktivität (mmol/l)
	– H^+-Ionenkonzentration (mmol/l) (titrierbare Azidität)
	– Gesamtsäuremenge (mmol) (Volumen (L) · H^+-Ionenkonzentration (mmol/l))
Intragastrale Titration:	– Gesamtsäuremenge (mmol)
Intragastrale pH-Metrie:	– pH (Einheiten)/ H^+-Aktivität (mmol/l)

Neben geringer Sensitivität und Spezifität der gebräuchlichen Verfahren haben insbesondere methodisch-technische Probleme die Interpretation der Meßergebnisse erschwert. Dabei sind folgende Nachteile der Aspirationsmethode sowie der intragastralen Titration besonders zu erwähnen:

* Diese Übersichtarbeit entspricht einer erweiterten Reproduktion des Artikels »Die intragastrale Langzeit-pH-Metrie: Methode und klinische Wertigkeit«, erschienen in der Deutschen Medizinischen Wochenschrift (DMW 113, 1988, 1443–1445); ein Copyright des Verlags liegt vor.

1) Die Intubation des Magens mittels naso- oder orogastraler Sonde (12 – 16 Ch.) wird vom Patienten meist als unangenehm empfunden und kann nur über einen begrenzten Zeitraum in unmittelbarer Nähe eines Testlabors durchgeführt werden.
2) Die kontinuierliche Linksseitenlage des Patienten vermindert zwar transpylorische Sekretverluste, erhöht jedoch die Chance eines die Messung ebenfalls verfälschenden duodenogastralen Refluxes. Der Einsatz von Volumenmarkern kompliziert das Verfahren und hat sich auf wissenschaftliche Untersuchungen beschränkt.
3) Die vollständige Aspiration des Magensaftes gelingt nur selten und ist besonders nach Mahlzeiten schwierig. Die zur Messung der stimulierten Magensekretion nach Nahrungsaufnahme eingeführte Methode der intragastralen Titration verfälscht ihrerseits die Sekretionsleistung und Motilität erheblich [4].
4) Die Aspirationsmethode weist, insbesondere unter nicht stimulierten Bedingungen, eine außerordentlich schlechte intraindividuelle Reproduzierbarkeit auf [3]. Diese Tatsache erschwert eine Verlaufsbeobachtung eines individuellen Patienten unter therapeutischen Maßnahmen.

Die o. g. Gründe haben bereits vor mehr als 35 Jahren zu ersten Meßversuchen mit direkt in den Magen plazierten pH-sensitiven Elektroden geführt [13]. Die in den letzten Jahren erfolgte Miniaturisierung von Sensoren sowie die Einführung von ambulanten Speichergeräten haben eine erste Validierung der Methode beim Probanden möglich gemacht [5].

Beschreibung der Methode

Grundlagen

pH-Elektroden eigen sich zur Bestimmung der Wasserstoffionen*aktivität*. Die Wasserstoffionen*konzentration* kann hingegen ausschließlich durch Titration bestimmt werden. Umrechungsfaktoren oder Aktivitätskoeffizienten [12] gestatten dabei nur bei Messungen in unvermischtem Magensaft (z. B. bei Nahrungskarenz) eine angenäherte Schätzung der H^+-Konzentration ausgehend von der H^+-Aktivität.

Diese Korrekturfaktoren sind deshalb für Messungen unter physiologischen Bedingungen ungeeignet und tragen kaum zu einer Vereinheitlichung und Vergleichbarkeit der Resultate bei.

Elektroden

Folgende miniaturisierte Elektrodensysteme stehen dem Anwender heute zur Verfügung:
- Antimonelektroden mit externer Referenzelektrode (z. B. Synectics 0011).

- Glaselektroden mit externer Referenzelektrode (z. B. Microelectronics Inc. MI 506).
- Kombinierte Glaselektroden (ohne Hautreferenz) (z. B. Ingold 440-M4/M3 oder Radiometer GK2801C).

Plastik- sowie ISFET-Elektroden sind kommerziell noch nicht erhältlich und kombinierte telemetrische pH-Kapseln (z. B. Oxford Instruments) haben sich bisher kaum durchsetzen können.

Aufgrund der höheren Meßgenauigkeit, des schnelleren Ansprechverhaltens, des geringeren Drifts und des Fehlens einer

Tabelle 1. Sensitivität (mV/pH-Einheit) und Drift von Antimon- und Glaselektroden

Elektrodentyp	Sensivität (mV/pH-Einheit)	Drift (pH-Einheiten/24h)
Antimon	47,6 ± 1,0	0,47 ± 0,13
Glas (Mikroelektroden)	54,9 ± 1,7[b]	0,11 ± 0,01[a]
Glas (Radiometer)	55,1 ± 1,7[b]	0,13 ± 0,05[a]

Werte entsprechen Mittelwerten ± SEM; [a] Antimon vs. Glaselektroden: $p < 0.05$ / [b] Antimon vs. Glaselektroden: $p < 0.02$. (Nach [7])

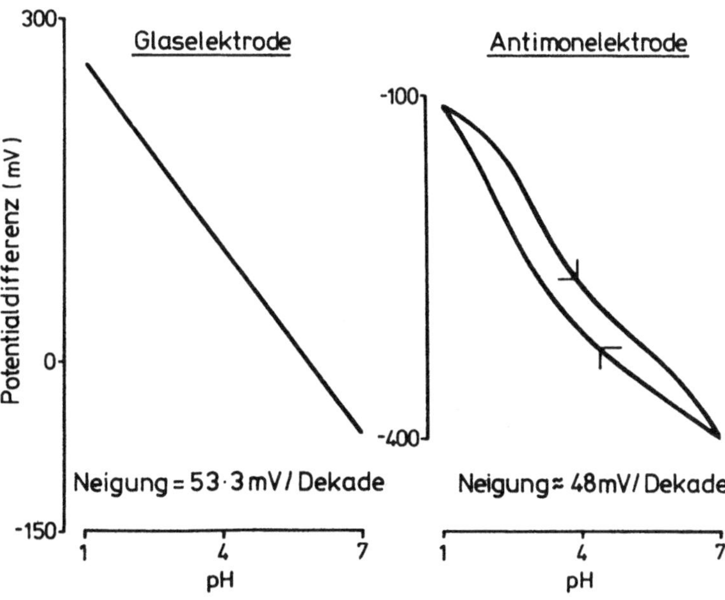

Abb. 1. Sensitivität einer repräsentativen Glas- sowie einer repräsentativen Antimonelektrode. (Reproduktion von 7, mit Einwilligung von Autor und Verlag)

Hysterese (Tabelle 1 und Abb. 1) sind die Glaselektroden insbesondere den Antimonelektroden klar vorzuziehen [7].

Speichergerät

Der batteriebetriebene Festkörperspeicher sollte möglichst klein und leicht sein, damit der Patient in seiner normalen Lebensführung wenig beeinträchtigt wird. Von einigen Autoren empfohlene Mehrkanalgeräte haben aufgrund der bisherigen Ergebnisse keinen Platz in der klinischen Routinediagnostik und sind wissenschaftlichen Fragestellungen vorbehalten.

Automatische Gerätekalibrierung, Temperaturkorrekturfaktoren und Datentransformation führen in zahlreichen kommerziell erhältlichen Speichern zu einer irreparablen Verfälschung der Meßergebnisse. Eventmarker (mit Vorzug mehrere) für die Kennzeichnung von Beschwerden, Nahrungs- oder Medikamenteneinnahme (usw.) müssen vom Patienten leicht bedient werden können.

Auswertung/ Software

Während einer einzelnen 24-h-Messung fallen in der Regel 15000 – 20000 Werte zur Interpretation an. Ohne Standardauswertung ist der Anwender in der Regel nicht in der Lage, die Datenflut angemessen zu beurteilen. Leider herrscht auch unter Fachleuten keine einheitliche Meinung einer idealen Interpretation dieser Meßdaten, und publizierte Empfehlungen tragen in der Regel nicht zu einer sinnvollen Vereinheitlichung der Ansichten bei [7].

Auf folgende Punkte ist bei der Auswahl eines Diagnostik- oder Statistikpaketes besonders zu achten:

- Idealerweise stehen dem Anwender unveränderte, d. h. noch nicht transformierte Originalmeßdaten der Elektrode (mV) zur Verfügung; die Umrechnung in pH-Wert, H^+-Konzentration oder in eine andere Skala sowie die Korrektur, bedingt durch Kalibration und Temperatur, erfolgt am PC und kann, ausgehend von den Originaldaten, zu deskriptiven Zwecken beliebig oft ausgeführt werden.
- Freie Wahl der Skala (pH-Wert, H^+-Konzentration, od. andere) zur *graphischen* Darstellung der Aziditäts-/Zeitverläufe.
- Weder pH- noch H^+-Werte sind in der Regel normalverteilt. Wir empfehlen deshalb generell die Anwendung *nichtparametrischer Testverfahren.* Damit verbunden ist der Vorteil, daß die Testergebnisse nicht durch monotone Transformationen, wie den Wechsel der Skala, beeinflußt werden.

Eine direkt in die Speichergeräte eingebaute Standardsoftware erlaubt in 2 kommerziell erhältlichen Gerätetypen zusätzlich eine individuelle Datenanalyse für den Arzt ohne Personalcomputer und PC-Software (z. B. Gastrograph Mark I und Mark II, MIC AG/Fresenius AG und Proxima light, M+M).

Plazierung von pH-Elektroden

Die pH-Elektroden werden am sitzenden Patienten transnasal in den oberen Pharynx (auf Wunsch des Patienten nach Xylocain-Anästhesie eines Nasenganges) vorgeschoben; die Passage in die Speiseröhre erfolgt durch koordiniertes Vorschieben während eines Schluckaktes (z. B. von Wasser). Ein leichter Widerstand sowie ein sichtbarer abrupter pH-Abfall (von 6 – 7 auf ca. 1 – 2,5) kennzeichnen die Kardiapassage. Die Elektrode wird in der Folge

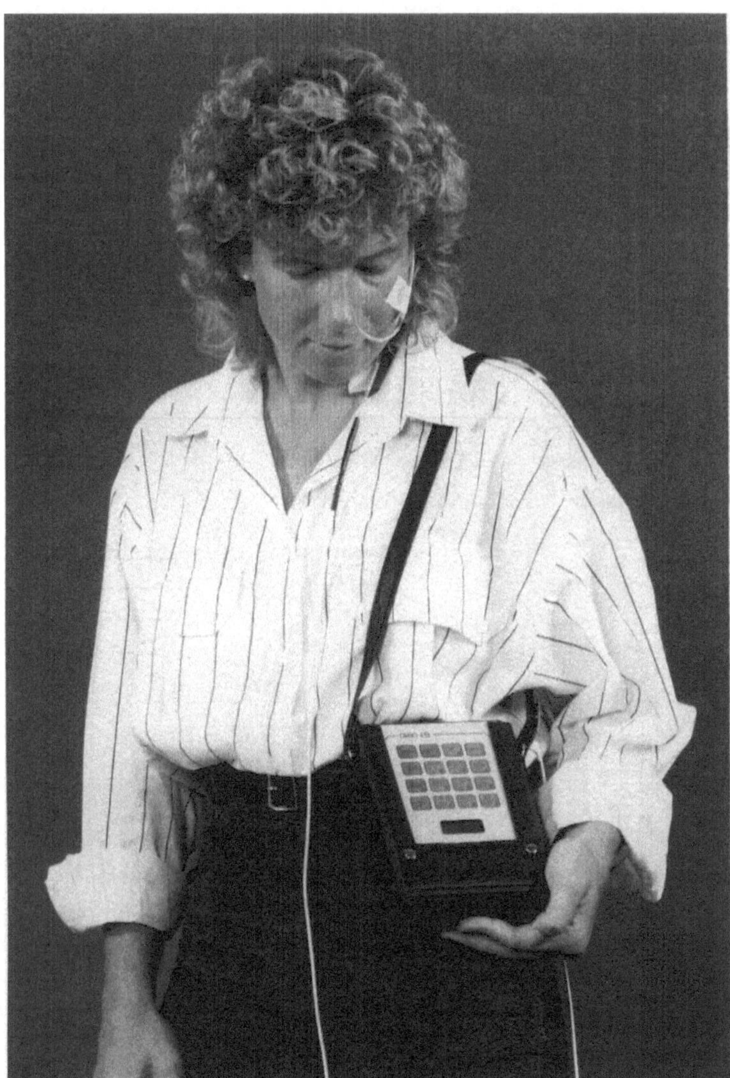

Abb. 2. Gesunde Probandin mit kombinierter Glaselektrode und Speichergerät während ambulanter 24-Std. pH-Metrie

weitere 8 cm (7 – 9 cm) widerstandsfrei in den *Magenkorpus* vorgeschoben und danach kurz hinter dem Nasenaustritt an der Wange sowie am Hals mit hautfreundlichem Heftpflaster fixiert (Abb. 2).

Eine radiologische Überprüfung der Sondenlage wird für wissenschaftliche Untersuchungen von einigen Autoren noch immer empfohlen; in einer eigenen, noch nicht publizierten Studie konnten wir jedoch nachweisen, daß eine unerwünschte Sondenlage innerhalb des Magens (z. B. Fundus- oder Antrumlage) bei Verzicht auf Plazierung mit Hilfe der Durchleuchtung in weniger als 5 % der Fälle zu erwarten ist; bei strenger Einhaltung der obenerwähnten Regeln (insbesondere der Beobachtung des pH-Sprungs an der Kardia) lagen *sämtliche* Elektroden innerhalb des Magenlumens und 97,5 % an dem gewünschten Platz im Bereich des Korpus. Die Plazierung von pH-Sonden in andere Magenabschnitte ist vorerst noch spezifischen Fragestellungen vorbehalten, da eine überzeugende Validierung der Methode (insbesondere mit Reproduzierbarkeit) an diesen Meßstellen nicht vorliegt.

Klinische Aspekte

Die beschriebenen intraluminalen Meßsysteme haben dank der hohen Sensitivität und Spezifität bereits einen breiten Zugang in

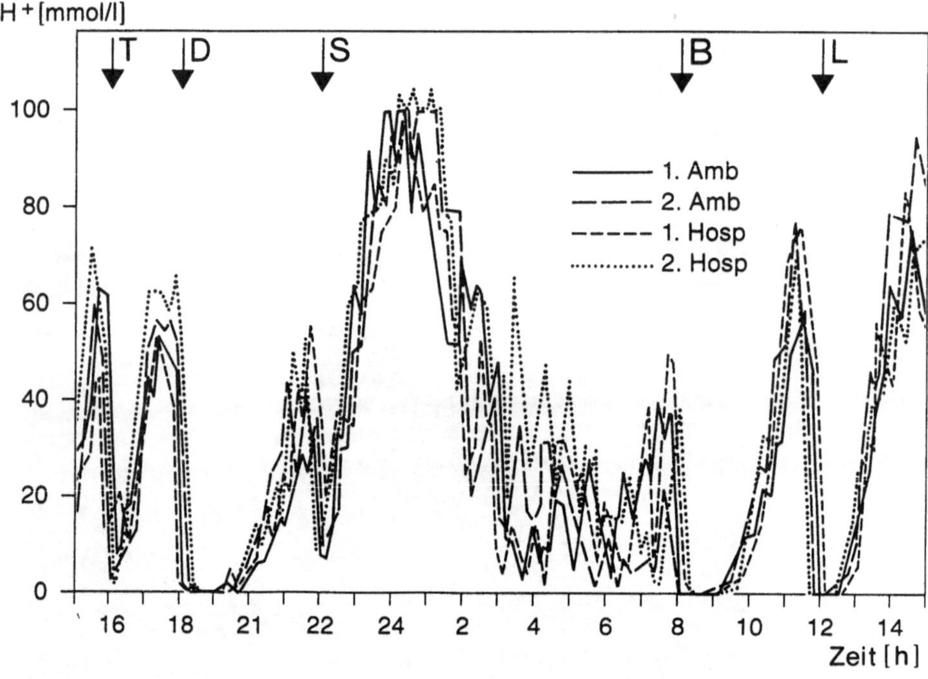

Abb. 3. Median pH-Verlaufskurven von 13 gesunden Nichtrauchern während 2 ambulanten (Amb) und 2 hospitalisierten (Hosp) Messungen. Die Pfeile zeigen den Zeitpunkt der standardisierten Nahrungsmitteleinnahme an. (Reproduktion von 8, mit Einwilligung des Verlages)

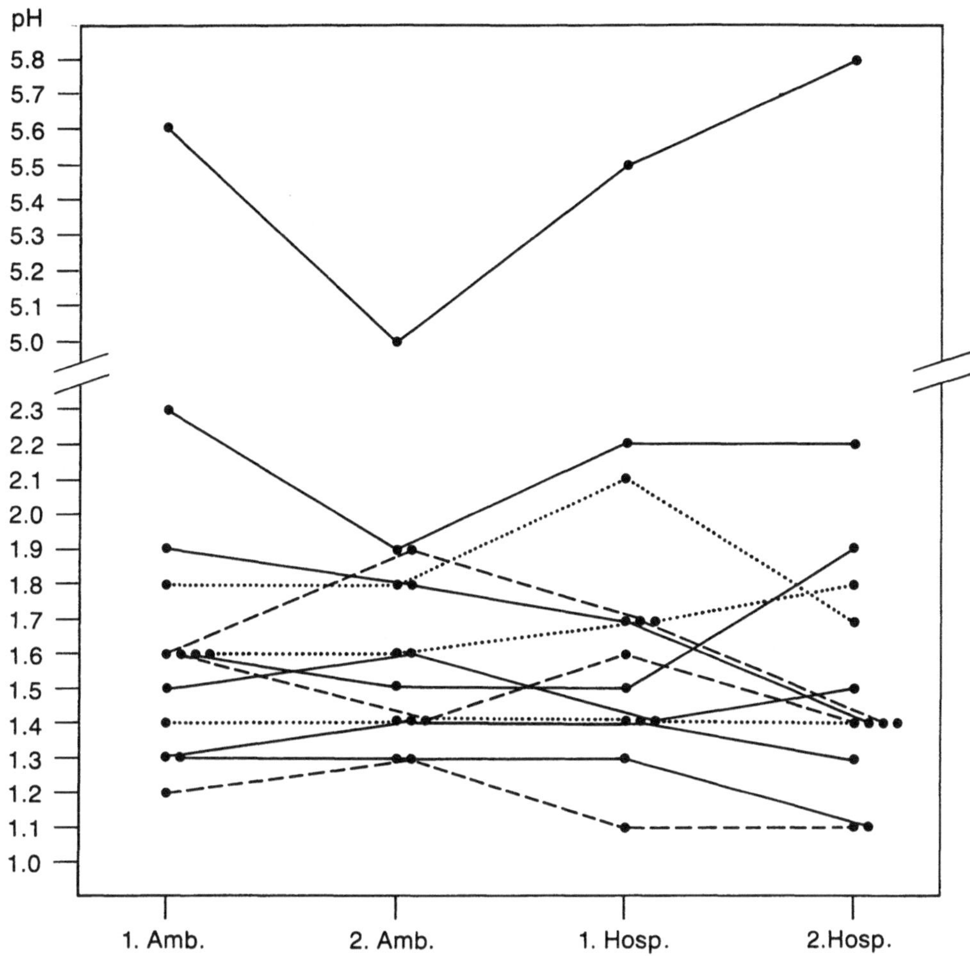

Abb. 4. Individuelle 24-Std. pH-Mediane während 2 ambulanten (Amb) und 2 hospitalisierten (Hosp) Messtagen bei 13 gesunden Probanden. (Reproduktion von 8, mit Einwilligung)

die klinische Diagnostik der Refluxerkrankung der Speiseröhre gefunden [1, 14].

Die *intragastrale* Aziditätsmessung hingegen wurde in den letzten Jahren vorerst in zahlreichen pathophysiologischen Studien sowie in pharmakodynamischen Untersuchungen eingesetzt. Dabei sind folgende Ergebnisse hervorzuheben:

- Die inter- und insbesondere intraindividuelle Reproduzierbarkeit der intragastralen pH-Metrie bei Plazierung der Elektrode im Magenkorpus ist ausgezeichnet (Abb. 3 und 4) [8]. Dies gestattet, im Gegensatz zu den bisherigen Methoden, die individuelle Verlaufsbeobachtung eines Patienten, z. B. nach therapeutischen Maßnahmen.

- Die Azidität von Ulcuskranken mit floridem Duodenalulcus unterscheidet sich von der gesunder Vergleichspersonen besonders postpradial und am frühen Abend [9]. Die eindrückliche 24-Std.-Rhythmik, die neben anderen Faktoren insbesondere durch die Schlaf- und Wachphasen sowie durch die Nahrungsaufnahme beeinflußt wird, läßt die Anpassung der Dosis sowie des Medikationszeitpunktes von Sekretionshemmern als sinnvoll erscheinen.
- Die Einnahme von potenten H_2-Antagonisten am frühen Abend führt zu einer vergleichsweise stärkeren und längerdauernden Hemmung der intragastralen Azidität als die Einmalgabe vor dem Schlafengehen [10].
- Die Analyse von individuellen Verlaufsprofilen gestattet die Abschätzung der Variabilität des Effektes von Sekretionshemmern, wie z. B. von H_2-Antagonisten, sowie deren Wirkdauer. In einer Studie an 30 gesunden Probanden sind die antisekretorische Potenz und die Wirkdauer von Cimetidin und Ranitidin

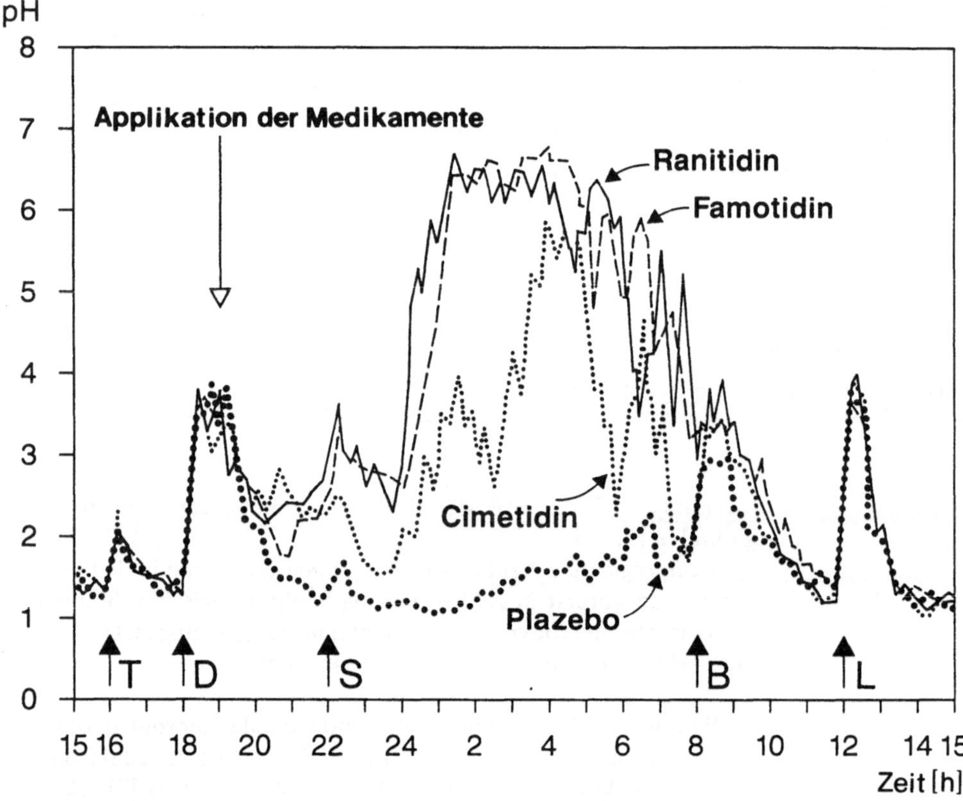

Abb. 5. Gruppenmediane von 30 gesunden Probanden nach Gabe von Pacebo, 800 mg Cimetidin, 300 mg Ranitidin, oder 40 mg Famotidin, verabreicht um 19.00 Uhr nach der Abendmahlzeit. (Reproduktion von 11, mit Bewilligung)

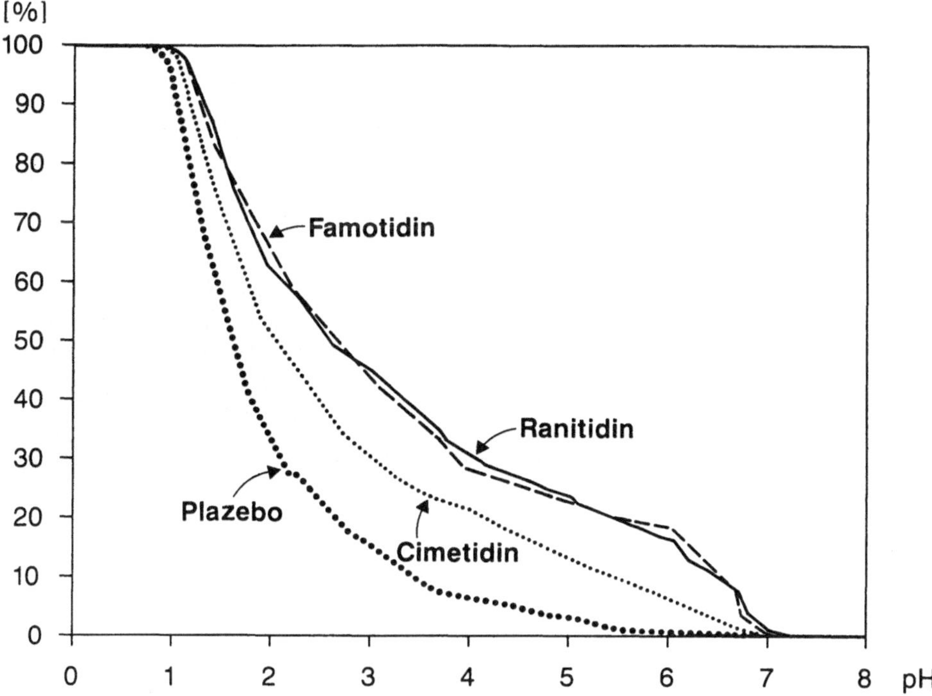

Abb. 6. Rel. Häufigkeitsverteilung von pH-Werten bei 30 gesunden Probanden unter Placebo, 800 mg Cimetidin, 300 mg Ranitidin oder 40 mg Famotidin. (Reproduktion von 11, mit Bewilligung)

mit der von Famotidin verglichen worden [11]. Während Cimetidin in einer Dosierung von 800 mg im Vergleich zu den anderen H_2-Antagonisten zu einer deutlich weniger starken Verminderung der intragastralen Azidität führte, können die Effekte von Ranitidin und Famotidin kaum unterschieden werden (Abb. 5 und 6). Besonders erwähnenswert ist dabei, daß trotz ausgezeichnetem Gruppeneffekt bei allen Sekretionshemmern eine relativ große Variabilität zwischen den einzelnen Probanden zu beobachten ist (Abb. 7a – d). Diese Beobachtung konnte in der Zwischenzeit auch bei Sekretionshemmern vom Typ der Benzimidazolderivate nachgewiesen werden.

- Der Einfluß des Rauchens auf die Effektivität von Sekretionshemmern ist weit geringer als früher angenommen[2].

In zahlreichen weiteren Studien, deren Ergebnisse noch nicht abschließend vorliegen, werden zur Zeit folgende Aspekte der intragastralen Azidität prospektiv beleuchtet:

- Gibt es einen direkten Zusammenhang zwischen dem *Ausmaß der individuellen Säurehemmung* und der Heilungsgeschwindig-

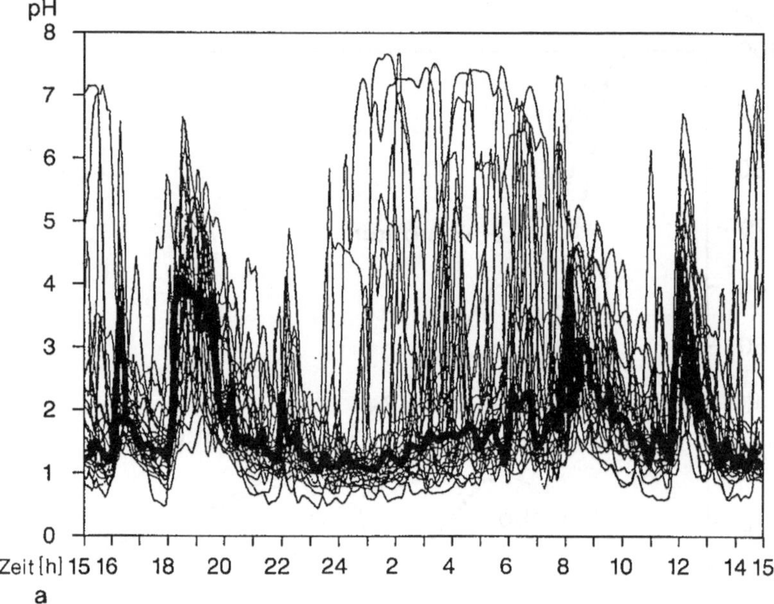

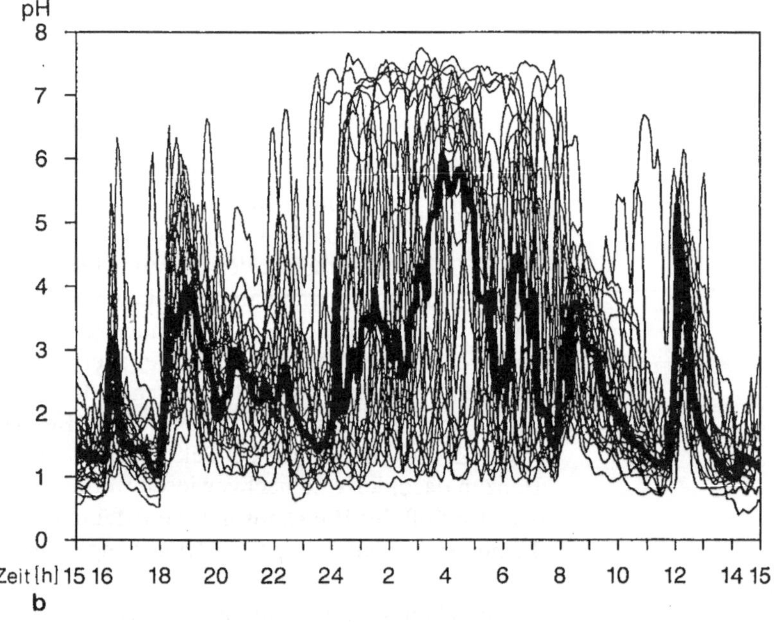

Abb. 7a. Individual- (dünne Linien) und Gruppenmediane (dicke Linie) von 30 gesunden Probanden unter Placebogabe

Abb. 7b. Individual- (dünne Linien) und Gruppenmediane (dicke Linie) von 30 gesunden Probanden nach Gabe von 800 mg Cimetidin um 19.00 Uhr

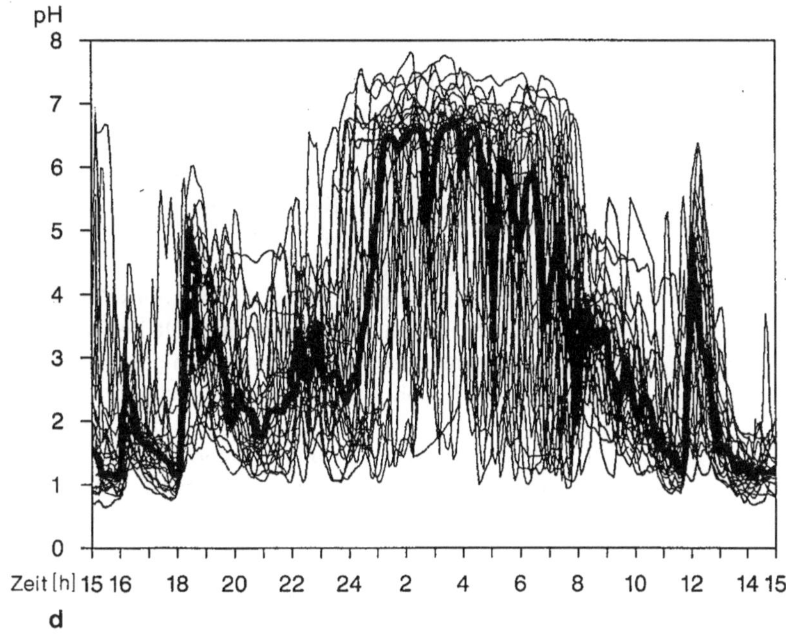

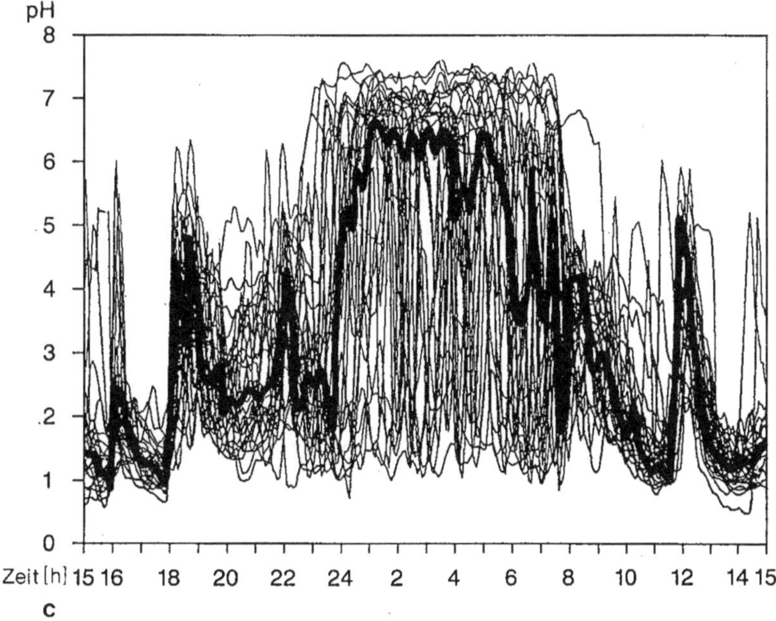

Abb. 7c. Individual- (dünne Linien) und Gruppenmediane (dicke Linie) von 30 gesunden Probanden nach Gabe von 300 mg Ranitidin um 19.00 Uhr

Abb. 7d. Individual- (dünne Linie) und Gruppenmediane (dicke Linie) von 30 gesunden Probanden nach Gabe von 40 mg Famotidin um 19.00 Uhr

keit eines Ulcus duodeni? Diese Frage ist besonders bei Patienten mit langsamer Ulcusheilung oder Rezidiven unter Therapie von klinischer Bedeutung!

- *Die Prognose der Ulcuskrankheit* kann bisher kaum beurteilt werden; haben Patienten mit frühen oder häufigen Rezidiven ein anderes Sekretionsverhalten im Intervall als Patienten ohne oder mit seltenem Rezidiv? Die gleiche Frage stellt sich für Patienten mit Komplikationen wie Blutung, Perforation oder Bulbusdeformation.
- In der *chirurgischen Therapie des peptischen Ulcus* sind derzeit folgende Fragen offen: Kann und soll die Wahl des chirurgischen Verfahrens durch Sekretionsparameter mitbestimmt werden? Eine Verlaufskontrolle vor und nach chirurgischer Vagotomie erlaubt eine Überprüfung der Güte des chirurgischen Eingriffs, erhöht die Chance einer prognostischen Beurteilung und ermöglicht die Einschätzung von postoperativen Beschwerden.
- Der Einsatz der pH-Metrie im Bereich der *Streßulcusprophylaxe* ermöglicht die Klärung folgender Problemstellungen: Erforderliches Ausmaß der pH-Anhebung zur Prävention von streßbedingten Läsionen.

Erforderliches Ausmaß eines intermittierenden pH-Abfalls zur Reduktion des bakteriellen Wachstums im Magen unter Hypo- oder Anazidität.

- In der Behandlung der *gastrointestinalen Blutung* haben Sekretionshemmer nur in selektionierten Patientengruppen Wirkung gezeigt; dies könnte durchaus auf den stark variierenden pH-Respond bei intravenöser Therapie zurückzuführen sein. Neue, pH-getriggerte individuelle Dosisanpassung ermöglicht heute das Erreichen eines bestimmten intragastralen pH-Niveaus (z. B. pH 4).

Die ambulante, intragastrale Langzeit-pH-Metrie ist ein Verfahren mit breitem klinischem Potential.

Aufgrund der bis heute vorliegenden publizierten Ergebnisse und Trends scheint die Methode geeignet zu sein, zu einer Verbesserung der individuellen Diagnostik und Therapie des peptischen Ulcusleidens sowie säurebedingter Erkrankungen des Magens beizutragen.

Literatur

1. Atkinson M (1987): Monitoring oesophageal pH. Gut 28, 509 – 14.
2. Bauerfeind P, Cilluffo T, Fimmel C J et al (1985): Die intragastrale Langzeit-pH-Metrie. Schweiz. med. Wschr. 115, 1630 – 41.
3. Faber R G, Hobsley M (1977): Basal gastric secretion: Reproducibility and relationship with duodenal ulceration. Gut 18, 57 – 63.
4. Feldmann M (1979): Comparison of acid secretion rates measured by gastric aspiration and by in vivo intragastric titration. Gastroenterology 79, 654 – 57.
5. Fimmel C J, Etienne A, Cilluffo T et al (1985): Long-term ambulatory gastric pH-monitoring: validation of a new method and effect of H2-antagonists. Gastroenterology 88, 1842 – 51.
6. Frieling T, Lübke H, Trampisch H J, Wienbeck M (1986): pH-Metrie im Verdauungsstrakt – Probleme bei der Datenanalyse. Z. Gastroenterologie 24, 709 – 11.
7. McLauchlan G, Rawlings J M, Lucas M L et al (1987): Electrodes for 24 hour pH monitoring – a comparative study. Gut 28, 935 – 39.
8. Merki H S, Witzel L, Walt R P et al (1988): Day-to-day variation of intragastric acidity. Gastroenterology 94, 887-91.
9. Merki H S, Witzel L, Harre K et al (1986): Circadian pattern of intragastric acidity in duodenal ulcer patients. A comparison with healthy controls. Gastroenterology 90, 1549.
10. Merki H S, Witzel L, Harre K et al (1987): Single dose treatment with H2-receptor antagonists: is bedtime administration too late? Gut 28, 451 – 54.
11. Merki H S, Witzel L, Walt R P et al (1988): Double blind comparison of the effects of cimetidine, ranitidine, famotidine, and placebo on intragastric acidity in 30 normal volunteers. Gut 29, 81 – 84.
12. Moore E W, Scarlata R S (1965): The determination of gastric acidity by the glass electrode. Gastroenterology 49, 178 – 88.
13. Rovelstadt R, Owen C A, Magath T B (1952): Factors influencing the continuos recording of in situ pH of gastric and duodenal contents. Gastroenterology 20, 609 – 24.
14. Weiser H F, Hölscher H A: Langzeit-pH-Metrie: In Blum H L, Siewert J R, Ottenjann R, Lehr L: Aktuelle gastroenetrologische Diagnostik. (Springer: Berlin 1985), 456 – 63.

Therapie des Ulcus duodeni – Vergleich von Famotidin, Ranitidin und Cimetidin in einer abendlichen Einmaldosierung

R. GUGLER

Der H_2-Rezeptorantagonist Cimetidin wurde bei seiner Einführung vor mehr als 10 Jahren zunächst in 4 Einzeldosen täglich verabreicht, weil nur so die angestrebte kontinuierliche Säuresuppression über 24 h gewährleistet schien [1]. Mit der Einführung von Ranitidin wurde dokumentiert, daß dieser H_2-Rezeptorantagonist, aber auch Cimetidin, in 2 Einzeldosen täglich zur Therapie des Ulcus duodeni und des Ulcus ventriculi ausreichten [2]. Spätere Studien haben gezeigt, daß insbesondere beim Ulcus duodeni die Hemmung der nächtlichen Säuresekretion so sehr im Vordergrund steht, daß die tägliche Einmaldosierung eines H_2-Blockers die optimale Therapie darstellt [3]. Famotidin wurde von Beginn seiner klinischen Prüfung an in der täglichen Einmaldosierung untersucht, während in den früheren Studien die jeweilige Vergleichsmedikation (z. B. Ranitidin) noch in der 2maligen täglichen Dosierung gegeben wurde [4, 5].

Im folgenden werden die Ergebnisse von zwei Studien vorgestellt, in denen die Wirkung von Famotidin in einer täglichen Einmaldosierung mit Ranitidin und Cimetidin in ebenfalls täglichen Einmaldosen verglichen wurde.

Famotidin vs. Ranitidin beim Ulcus duodeni

In einer Studie an 4 Zentren in der Bundesrepublik Deutschland wurden 100 Patienten mit Ulcus duodeni über 4 Wochen mit einer einmaligen abendlichen Dosis von 40 mg Famotidin oder 300 mg Ranitidin behandelt [6]. Voraussetzungen für die Aufnahme in die Studie waren die endoskopische Ulcusdiagnose innerhalb der letzten 3 Tage und eine Mindestgröße des Ulcus von 5 mm im Maximaldurchmesser. Ausschlußkriterien waren: Lebensalter unter 18 und über 75 Jahren, Schwangerschaft, gleichzeitiges Bestehen eines Magenulcus, eines präpylorischen Ulcus, einer Pylorusstenose, einer Refluxösophagitis, eine Ulcuskomplikation in der Anamnese oder das Vorhandensein einer ernsten Begleitkrankheit. Ebenso wurden Patienten ausgeschlossen, die nichtsteroidale Antirheumatika einnahmen.

Die Patienten waren angewiesen, jeweils 3 Tabletten (1 Tablette zu 40 mg Famotidin + 2 Ranitidinplazebotabletten oder 1 Tablette

Famotidinplazebo + 2 Tabletten zu 150 mg Ranitidin) vor dem Schlafengehen (ca. 22.00 Uhr) einzunehmen. Alle Patienten führten Tagebuchkarten, in denen Schmerzen – getrennt für Tag und Nacht – eingetragen wurden.

Endoskopische Kontrollen erfolgten nach 2 Wochen und bei nicht abgeheiltem Ulcus noch einmal nach 4 Wochen.

Ergebnisse

Von 100 in die Studie aufgenommenen Patienten schieden 2 aus der Famotidingruppe wegen Nichteinhaltens der Kontrolltermine aus. Die persönlichen Daten aller Patienten sind in Tabelle 1 dargestellt. Das mittlere Lebensalter lag bei 45 Jahren, männliche

Tabelle 1. Persönliche Daten der mit Famotidin bzw. Ranitidin behandelten Patienten

	Famotidin	Ranitidin
Anzahl der Patienten	50	50
Geschlecht (männlich/weiblich)	30/20	32/18
Alter (Jahre; Mittelwert und Bereich)	46,5 (18–83)	43,0 (17–68)
Körpergewicht (kg; $\bar{x} \pm SD$)	69,8 ± 10,6	70,6 ± 10,6
Raucher (n)	31	33
Alkoholgewöhnte (n)	26	27
Ulkus in der Anamnese (n)	27	36
Ulkusgröße bei Beginn (mm; $\bar{x} \pm SD$)	8,3 ± 5,1	10,8 ± 7,2
2 Ulzera (n)	3	6

Patienten waren in einem Verhältnis von 1,5:1 in der Überzahl, etwa $^2/_3$ der Ulcuspatienten waren Raucher. In keinem der klinischen Merkmale unterschieden sich die Patienten der beiden Behandlungsgruppen voneinander.

Die Heilungsraten unter Famotidin und Ranitidin nach 2 und 4 Wochen sind in Abb. 1 dargestellt. Angegeben sind nach 2 Wochen nur die Patienten, die zu diesem Zeitpunkt tatsächlich endoskopiert werden konnten. Unter Famotidin waren die Ulzera nach 2 Wochen bei 24 von 45, unter Ranitidin bei 21 von 46 Patienten abgeheilt, der Trend zugunsten von Famotidin war jedoch nicht signifikant ($p = 0{,}072$). Nach 4 Wochen waren unter Famotidin 45 von 48, unter Ranitidin 45 von 50 Patienten geheilt.

Alle Patienten hatten zu Beginn der Studie Ulcusschmerzen am Tage. Die Schmerzen tagsüber waren nach 2 Wochen nur noch bei 20% der Patienten unter Famotidin, jedoch bei 34% der Patienten unter Ranitidin vorhanden ($p > 0{,}05$).

Relevante, auf die Ulcusmedikation zu beziehende Nebenwirkungen wurden nicht verzeichnet. Aus der Ranitidingruppe klagte

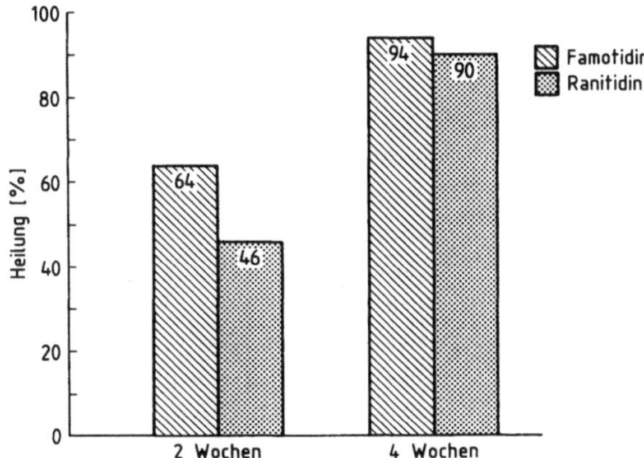

Abb. 1. Heilungsraten nach 2 und 4 Wochen unter einmal abendlicher Gabe von Famotidin und Ranitidin

1 Patient über retrosternale Schmerzen, 1 Patient berichtete über Kopfschmerzen und Juckreiz. Kein Patient mußte aus der Studie genommen werden.

Famotidin vs. Cimetidin beim Ulcus duodeni

Diese Studie war angelegt, um multizentrisch die Einmaldosis von 800 mg Cimetidin mit 40 mg Famotidin zu vergleichen [7]. Einschluß- und Ausschlußkriterien waren mit den in der oben beschriebenen Studie genannten identisch.

Die Patienten erhielten in einer Double-dummy-Technik eine Tablette mit 40 mg Famotidin oder 800 mg Cimetidin vor dem Schlafengehen. Jeweils eine zweite Tablette war eine Plazebotablette in einem mit dem anderen Präparat identischen Aussehen. Eine Kontrollgastroduodenoskopie wurde nach 2 Wochen durchgeführt und nach 4 bzw. 6 Wochen wiederholt, sofern das Ulcus bei der vorausgegangenen Untersuchung nicht abgeheilt war. Heilung wurde definiert als vollständige Reepithelialisierung des Ulcuskraters. Tagebuchkarten wurden mit getrennten Aufzeichnungen für Schmerzen am Tage und in der Nacht geführt.

Ergebnisse

Insgesamt wurden 78 Patienten in die Studie aufgenommen; die persönlichen Daten der jeweils 39 Patienten der Famotidingruppe und der Cimetidingruppe sind in Tabelle 2 dargestellt. Ein Unterschied zwischen beiden Gruppen bestand nur in der Anzahl der Raucher, die in der Cimetidingruppe häufiger vertreten war, ohne daß der Unterschied signifikant wäre.

Nach 2 Wochen waren die Ulzera in der Gruppe der mit Famotidin behandelten Patienten bei 31%, in der Gruppe der mit

Tabelle 2. Persönliche Daten der mit Famotidin bzw. Cimetidin behandelten Patienten

	Famotidin	Cimetidin
Anzahl der Patienten	39	39
Geschlecht (männlich/weiblich)	28/11	29/10
Alter (Jahre; Mittelwert und Bereich)	44,4 (22–77)	44,8 (21–71)
Körpergewicht (kg; $\bar{x} \pm SD$)	71,0 ± 10,3	71,1 ± 11,7
Raucher (n)	17	26
Alkoholgewöhnte (n)	25	28
Ulkus in der Anamnese (n)	22	24
Ulkusgröße bei Beginn (mm; $\bar{x} \pm SD$)	10 ± 7	10 ± 8
Multiple Ulzera	7	6

Cimetidin behandelten Patienten bei 23% abgeheilt (Abb. 2). Die Heilungsraten nach 4 Wochen waren 95% (Famotidin) und 85% (Cimetidin). Die jeweiligen Unterschiede waren nicht signifikant. 1 Patient aus der Famotidingruppe und 2 Patienten aus der Cimetidingruppe hatten auch nach 6 Wochen noch nicht völlig abgeheilte Ulzerationen.

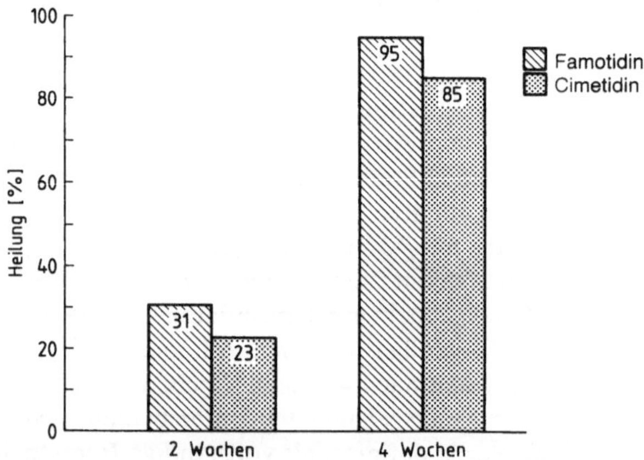

Abb. 2. Heilungsraten nach 2 und 4 Wochen unter einmal abendlicher Gabe von Famotidin und Cimetidin

Der Einfluß einer Behandlung mit Famotidin und Cimetidin auf die Ulcusbeschwerden am Tage und in der Nacht ist in Abb. 3 und 4 dargestellt. Beide Medikationen führten zu einer raschen Schmerzbefreiung sowohl am Tage als auch in der Nacht. Der günstigere Trend für Famotidin war nicht signifikant.

Nebenwirkungen wurden bei 2 Patienten der Famotidingruppe (1 Patient Kopfschmerzen, 1 Patient Diarrhö) und bei 4 Patienten

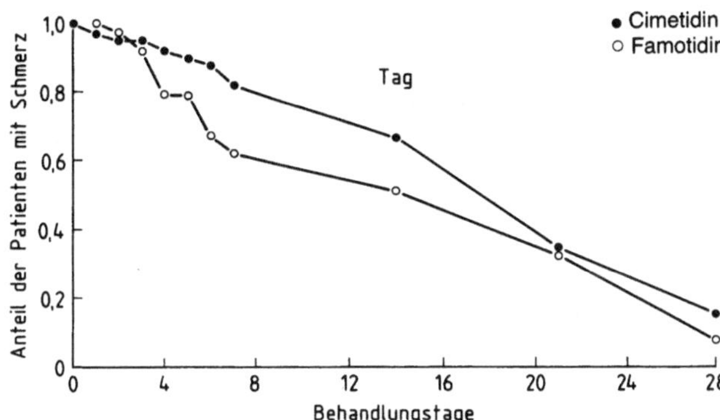

Abb. 3. Schmerzverhalten am Tage unter Cimetidin und Famotidin

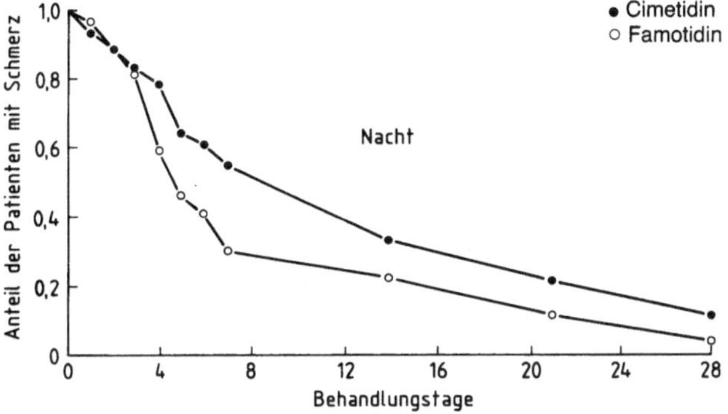

Abb. 4. Schmerzverhalten in der Nacht unter Cimetidin und Famotidin

der Cimetidingruppe (1 Patient Diarrhö, 1 Patient Kopfschmerzen, 2 Patienten Libidoabnahme) beobachtet.

Diskussion

Die Behandlung mit einer täglichen Einmaldosis von 40 mg Famotidin am Abend resultierte in ähnlich guten Heilungsraten des Ulcus duodeni wie mit 300 mg Ranitidin oder 800 mg Cimetidin. Unter den 3 untersuchten H_2-Rezeptorantagonisten heilten nach 4 Wochen ca. 90% der Ulcera duodeni ab. Nach 2 Wochen fand sich in beiden hier vorgestellten Studien ein Trend zur rascheren Abheilung unter Famotidin, jedoch müssen diese Daten mit der Einschränkung interpretiert werden, daß die Behandlungsgruppen relativ klein waren, nicht alle Patienten nach 2 Wochen zur Untersuchung kamen, und daß die Verteilung der Raucher in einer Studie nicht gleichmäßig war. Rauchen aber beeinflußt in deutlichem Maße die Ulcusheilung [8].

Die hier vorgestellten Studien bestätigen, daß Famotidin in einer Dosis von 40 mg am Abend eine hochwirksame Therapie des Ulcus duodeni darstellt. Sowohl in den Heilungsraten des Ulcus als auch in der Beeinflussung der Ulcusbeschwerden zeigen sich bereits nach einer Behandlung von 2 Wochen gute Erfolge. Nebenwirkungen wurden in geringem Umfang beobachtet und stellen kein ernsthaftes Behandlungsrisiko dar. Die Ergebnisse unterstreichen auch zum heutigen Zeitpunkt die Rolle des Therapieprinzips der Säurereduktion bei der Behandlung der peptischen Ulcuskrankheit.

Literatur

1. Brogden RN, Heel RC, Speight TM, Avery GS: Cimetidine: A review of its pharmacological properties and therapeutic efficacy in peptic ulcer disease. Drugs 15: 93 – 110 (1978)
2. Brogden RN, Carmine A, Heel RC, Speight TM, Avery GS: Ranitidine: A review of its pharmacology in therapeutic use in peptic ulcer disease and other allied diseases. Drugs 24: 267 – 303 (1982)
3. Gugler R: Zur Relevanz der Unterschiede zwischen H_2-Rezeptorantagonisten. Internist. Welt 9: 216 – 222 (1986)
4. Simon B, Dammann HG, Jakob G, Miederer SE, Müller P, Ottenjann R, Paul F, Scholten Th, Schütz E, Seifert E, Stadelmann O: Famotidin versus Ranitidin in der Akutbehandlung der Ulcus-duodeni-Erkrankung. Z. Gastroenterol. 23: 47 – 51 (1985)
5. McCullough AJ: A multicenter, randomized, double-blind study comparing famotidine with ranitidine in the treatment of active duodenal ulcer disease. Am. J. Med. 81 Suppl. 4 B: 17 – 24 (1986)
6. Rohner HG, Gugler R: Treatment of active duodenal ulcers with famotidine: A double blind comparision with ranitidine. Am. J. Med. 81 Suppl. 4 B: 13 – 16 (1986)
7. Hartmann H, Fölsch UR: Famotidine versus cimetidine in the treatment of acute duodenal ulcer. Digestion 39: 156–161 (1988)
8. Gugler R, Rohner HG, Kratochvil P, Brandstätter G, Schmitz H: Effect of smoking on duodenal ulcer healing with cimetidine and oxmetidine. Clinical trial. Gut 23: 866 – 871 (1982)

Stufengerechte Therapie der Refluxösophagitis

H. F. WEISER und S.B. REISER

Der gastroösophageale Reflux gewinnt dann an Krankheitswert, wenn er mit subjektiven Symptomen wie Sodbrennen, Dysphagien oder Regurgitation einhergeht – oder zu einer morphologischen Schädigung führt. Dabei muß die subjektive Symptomatik nicht immer mit einer morphologisch faßbaren Epithelläsion einhergehen, während andererseits auch ausgeprägte organische Schädigungen klinisch weitgehend stumm verlaufen können [1]. Als entscheidende Ursache für die Entstehung der Refluxösophagitis gilt heute die krankhaft verlängerte Kontaktzeit zwischen saurem oder alkalischem Regurgitat und der Ösophagusschleimhaut; 6 verschiedene Faktoren bestimmen das Ausmaß der Schädigung:

1. Die Insuffizienz der Antirefluxbarriere (unterer Ösophagussphinkter),
2. eine verlängerte Magenentleerung,
3. eine beeinträchtigte Speiseröhrenclearance,
4. das Regurgitatvolumen,
5. die Regurgitatqualität und
6. eine unzureichende Schleimhautprotektion des Ösophagus.

Auf der Basis dieser pathogenetischen Überlegungen kann eine kritische Bewertung der heute zur Verfügung stehenden medikamentösen wie auch chirurgischen Antirefluxverfahren erfolgen.

Medikamentöses Verfahrensspektrum

Zusätzlich zu allgemeinen Antirefluxmaßnahmen kann heute jeder der eingangs genannten pathogenetischen Faktoren – mit unterschiedlicher Effektivität – pharmakologisch beeinflußt werden. So sind Pharmaka vom Typ Betanechol in der Lage, den Tonus des unteren Ösophagussphinkters (UOS) zu steigern, ohne wesentliche Effekte auf die Ösophagusmotilität aufzuweisen, so daß sie in Einzelfällen zur Therapie der Refluxkrankheit eingesetzt werden können [2, 3].

Prokinetisch wirkende Pharmaka, z.B. Cisaprid, Metoclopramid etc. verbessern die Clearance über eine gesteigerte Propulsivität der Speiseröhrenkontraktion und erhöhen zusätzlich den Tonus im Bereich des unteren Ösophagussphinkters [4 – 7].

Auch Substanzen, die selektiv die protektiven Faktoren der Ösophagusschleimhaut verbessern, z.B. Carbenoxolon und Sucralfat, sind in ihrer Wirkung belegt und können zur Therapie der Refluxösophagitis eingesetzt werden [5, 8, 9].

Eine schleimhautprotektive Wirkung wurde für die Prostaglandine beschrieben, deren Einsatz bislang infolge substanzspezifischer Nebenwirkungen ohne klinische Relevanz ist [5, 10, 11].

Nicht zuletzt verbessern Kontaktantazida und alginsäurehaltige Filmbildner den lokalen Mukosaschutz des terminalen Ösophagus im sauren Milieu.

Eine Reihe von Autoren hat in den letzten Jahren die Bedeutung der H_2-Rezeptorantagonisten bei der Behandlung der Refluxösophagitis aufgezeigt, so daß sich die Therapie heute im wesentlichen auf die Beeinflussung der Refluatqualität durch H_2-Rezeptorantagonisten stützt [5, 12 – 17]. Für die derzeit gängigen H_2-Rezeptorblocker ist sowohl eine Reduktion des Refluatvolumens wie auch der H^+-Ionenkonzentration belegt. Eine der neueren Arbeiten zu diesem Thema stammt von H.R. KOELZ [18], der die stadienabhängige Wirksamkeit von H_2-Rezeptorantagonisten bei der Therapie der Refluxösophagitis bestätigt. Erneut wird in dieser Arbeit gezeigt, daß die leichtgradige Refluxösophagitis (Refluxösophagitis Grad I – II nach SIEWERT/OTTENJANN) medikamentös ausreichend behandelt werden kann, während schwere Refluxösophagitiden (Refluxösophagitis Grad III – IV nach SIEWERT/OTTENJANN) auch bei ädaquater medikamentöser Therapie nur in 40 % der Fälle zur Ausheilung gebracht werden können. Ferner wurde in dieser Arbeit die bekannt hohe Rate von Refluxrezidiven nach Absetzen der konservativen Therapie bei ursprünglich schwerer Refluxösophagitis bestätigt.

In einer orientierenden Untersuchung an 60 Patienten mit leichtgradiger Refluxkrankheit (Ösophagitis Stadium I – II) fand sich nach einmaliger Applikation von 40 mg Famotidin nocte in

Tabelle 1. Gastroösophageales Refluxverhalten von 60 Patienten mit erst- bis zweitgradiger Refluxösophagitis unter Plazebobedingungen und nach Applikation von 40 mg Famotidin nocte

	Plazebo		Famotidin 40 mg nocte	
	n	x	n	x
Schlafphase	2,1 ± 0,9	21,1 ± 2,8	0,5 ± 0,2	3,8 ± 1,3

x GER/h ≙ mittlere Refluxdauer/min/h
n GER/h ≙ mittlere Anzahl der Refluxepisoden/h

Übereinstimmung mit den vorliegenden Literaturangaben bei allen Patienten sowohl eine schnelle symptomatische Besserung der Refluxbeschwerden wie auch eine ausgeprägte Reduktion des vor der Therapie pathologisch gesteigerten gastroösophagealen Refluxes (Tabelle 1).

Operatives Verfahrensspektrum

Wenn schwere Refluxösophagitiden durch medikamentöse Langzeittherapie bzw. wiederholte Schubtherapie über 3 – 6 Monate nur unzureichend zu beeinflussen sind, sollte die Indikation für ein chirurgisches Vorgehen gestellt werden. Bei morphologisch geringen Refluxfolgen ist eine chirurgische Indikation kaum je gegeben, jedoch kann bei ausgeprägtem Leidensdruck, pH-metrisch pathologischem gastroösophagealen Reflux und therapierefraktärer erst- bis zweitgradiger Refluxösophagitis in Einzelfällen eine chrirurgische Therapie in Erwägung gezogen werden.

Zur chirurgischen Therapie der gastroösophagealen Refluxkrankheit kommen derzeit vornehmlich 2 operative Verfahren zur Anwendung: zum einen die Fundoplikatio nach NISSEN-ROSSETTI, die im Sinne einer den UOS funktionell unterstützenden Antirefluxmanschette wirkt [19 – 21] sowie die Silikon-Antireflux-Prothese nach ANGELCHIK [22 – 24]. Hier handelt es sich um einen Silikonring, der zu einer mechanischen Unterstützung des pathologisch geschwächten gastroösophagealen Verschlußsystems führt und auf diese Weise refluxverhütend wirkt.

Beide Verfahren führen in über 90 % der Fälle zu guten Langzeitergebnissen.

Praktische Therapie

Bei Vorliegen einer Refluxkrankheit ohne endoskopisch sichtbare Ösophagitis, d. h. beim Vorliegen einer funktionellen Refluxkrankheit, sollte sich die Therapie zunächst auf angemessene Allgemeinmaßnahmen im Sinne von Betthochstellen, Gewichtsreduktion etc. sowie Gabe von Antazida oder Filmbildnern beschränken. Bei ungenügender Wirkung dieser Maßnahmen ist die abendliche Gabe von H_2-Rezeptorantagonisten angezeigt. Alternativ zu den H_2-Rezeptorantagonisten können auch Gastroprokinetika eingesetzt werden. Diese kommen vor allem bei Vorliegen einer verzögerten Magenentleerung in Betracht [5].

Im Gegensatz zur funktionellen sollte beim Vorliegen einer leichtgradigen organischen gastroösophagealen Refluxkrankheit, d. h. beim Vorliegen refluxbedingter Epithelläsionen im Sinne einer erst- bis zweitgradigen Refluxösophagitis nach SIE-

WERT und OTTENJANN, neben symptomatischen Maßnahmen eine mindestens 3monatige H_2-Rezeptorantagonistentherapie mit einmaliger Applikation des Pharmakons zur Nacht angestrebt werden.

Bei unzureichender Wirkung dieser Therapie oder bei primär schwerer gastroösophagealer Refluxkrankheit im Sinne einer dritt- bis viertgradigen Refluxösophagitis ist die hochdosierte Gabe von H_2-Blockern indiziert, wobei die Einnahme, dem Langzeit-pH-Profil entsprechend, zum Zeitpunkt des stärksten gastroösophagealen Refluxes erfolgen muß. Demzufolge sollten Patienten mit ausgeprägtem Tag- und Nachtreflux jeweils morgens und abends, Patienten mit ausschließlich pathologischem Nachtreflux dagegen lediglich abends eine entsprechende Dosis H_2-Rezeptorantagonisten zu sich nehmen. In Kombination mit H_2-Rezeptorantagonisten können Gastroprokinetika eingesetzt werden, vor allem dann, wenn der Verdacht auf eine verzögerte Magenentleerung besteht. Lediglich bei ausgeprägten, konservativ therapieresistenten Refluxösophagitiden sowie unter konservativer Therapie auftretenden Komplikationen wie Ulzera, Blutungen oder floriden peptischen Stenosen ist eine chirurgische Intervention indiziert.

Zudem ist im Gegensatz zur Ulcuskrankheit bei der Refluxkrankheit eine wirksame Rezidivprophylaxe durch H_2-Rezeptorantagonisten bislang nicht gesichert, so daß bei häufigen Rezidiven zwar eine Fortsetzung der konservativen Schubbehandlung versucht werden kann, befriedigende Langzeitergebnisse aber nur durch operative Refluxausschaltung zu erzielen sind [18, 22].

Literatur

1. Dodds W I, Hogan W J, Helm I F, Dent J (1981), Pathogenesis of reflux esophagitis. Gastroenterology 81: 376 – 394
2. Farrel R L, Roling G T, Castell D O (1976) Cholinergic therapy of chronic heartburn. An controlled trial. Ann Intern Med 80: 573 – 576
3. Thanik K D, Chey W Y, Shah A N, Gutierrez J G (1980) Reflux esophagitis: the effect of oral betanechol on symptoms and endoscopic findings. Ann Intern Med 93: 805 – 808
4. Behar I, Sheahan D G, Biancini P, Spiro H M, Storer E H (1975) Medical and surgical management of reflux esophagitis . N Engl J Med 293: 263
5. Blum A L (Hrsg) (1981) Refluxtherapie. Springer, Berlin Heidelberg New York
6. McCallum R W, Ippoliti A F, Cooney C, Sturdevant R A L (1977) A controlled trial metoclopramide in symptomatic gastroesophageal reflux. N Engl J Med 296: 354 – 357
7. Weiser H F, Feussner H (1984) Ösophago-gastrale Säureclearance – Beeinflussung durch Cisaprid. Langenbecks Arch Chir (Suppl) 196: 131 – 134

8. Lam SK, Hui W M, Lau W Y et al. (1987) Sucralfat overcomes adverse effect of cigarette smoking on duodenal ulcer healing and prolongs subsequent remission. Gastroenterol 92: 1193 - 1201
9. Reed P I, Davies W A (1978) Controlled trial of a new dosage form of carbenoxolone (Pyrogastrone) in the treatment of reflux esophagitis. Am J Dig Dis 23: 161 - 165
10. Müller P, Kather H, Simon B (1979) Der zytoprotektive Effekt der Prostaglandine. Experimentelle Befunde und klinische Bedeutung. Dtsch Med Wochenschr 104: 1853 - 1855
11. Robert A (1979) Cytoprotection by prostaglandins. Gastroenterology 77: 761 - 767
12. Graham D Y, Lanza F, Dorsch E R (1977) Symptomatic reflux esophagitis: a double blind controlled comparison of antacids and alginate. Curr Ther Res 22: 653 - 658
13. McHardy G (1978) A multicentric, randomized clinical trial of gaviscon in reflux esophagitis. South Med J [Suppl 1] 71: 16 -21
14. Brackmann H P (1986) Antazidabehandlung der Refluxösophagitis Therapiewoche 36: 5019 - 5023
15. Ferguson R, Dronfield M W, Atkinson M (1978) Double blind trial of cimetidine in the management of resistent peptic esophageal stricture. UT 19: 985 - 986
16. Kimmig J U (1984) Cimetidin und Ranitidin in der Behandlung der Refluxösophagitis. Z Gastroentrerol 22: 573 - 578
17. Wesdorp I C E (1982) Review of the use of ranitidine in reflux-esophagitis In: Riley A J, Salmon P R (eds) Ranitidine. Excerpta Medica, Amsterdam, pp 95 - 101
18. Koelz H R, Birchler H, Bretholz A, Bron B et al. (1986) Healing and relapse of reflux esophagitis during treatment with ranitidine. Gastroenterology 91: 1198 - 1205
19. Donahue P E, Bombeck C T (1977) The modified Nissen fundoplication: reflux prevention without gasbloat. Chir Gastroenterol 11: 15 - 27
20. Rudolph J (1983) Experience with the Nissen fundoplication for correction of gastroesophageal reflux. Am J Surg 198: 579 - 584
21. Weiser H F, Siewert J R (1986) Chirurgische Therapie der Refluxösophagitis. Verdauungskrankheiten 4 (4): 136 - 140
22. Angelchik J P, Cohen R, Kravetz R E (1983) A ten year appraisal of antireflux prosthesis. Am J Gastroenterol 78: 671 - 673
23. Gear M W L, Gillison E W, Dowling B L (1984) Randomized prospective trial of the Angelchik anti-reflux prosthesis. Br J Surg 71: 681 - 683
24. Weiser H F, Siewert J R (1985) Behandlung der Refluxkrankheit der Speiseröhre mit der Angelchik-Prothese. In: Akovbiantz A (Hrsg) Chirurgische Gastroenterologie mit interdisziplinären Gesprächen. Ösophagus-Refluxkrankheit 3: 61 - 67

Akutbehandlung des Ulcus duodeni und Ulcus ventriculi mit 40 mg Famotidin nocte – Ergebnisse einer offenen multizentrischen Studie

H. Schönekäs

H_2-Rezeptorantagonisten haben sich als die wirksamsten und am häufigsten angewandten Medikamente in der Behandlung des Ulcus pepticum erwiesen.

Die bis vor kurzem gebräuchliche Applikationsform der 2maligen Gabe tgl. ist inzwischen abgelöst worden durch die 1malige abendliche Gabe eines H_2-Blockers. Die Hemmung der nächtlichen Säuresekretion führt nicht nur zu mindestens gleichwertigen Ergebnissen wie die frühere 2malige Verabreichung, sondern erleichtert auch wesentlich die Compliance.

Der Thiazol-H_2-Rezeptorantagonist Famotidin ist auf Gewichtsbasis ca. 20- bis 30fach bzw. 8fach stärker antisekretorisch wirksam als Cimetidin bzw. Ranitidin [4, 5, 12, 13]. Die säurehemmende Wirkung von Famotidin 40 mg nocte hält ca. 16 h an [5].

Ulcus duodeni

In der vorliegenden Studie wurde die Wirksamkeit von 40 mg Famotidin nocte bei der Abheilung und Linderung subjektiver Beschwerden bei Duodenalulzera und die Verträglichkeit unter Praxisbedingungen im niedergelassenen Bereich überprüft.

Patienten und Methodik

Die offene multizentrische Studie wurde nach einheitlichem Protokoll in 60 gastroenterologischen Praxen im gesamten Bundesgebiet durchgeführt. Aufgenommen in die Studie wurden männliche und weibliche Patienten mit endoskopisch nachgewiesenem akutem Duodenalulcus und entsprechenden klinischen Symptomen über einen Zeitraum von 2 Wochen vor Studienbeginn. Als Ausschlußkriterien galten gleichzeitiges Vorliegen eines Magenulcus, Pylorusstenose, Perforation, Blutung, Einnahme von Anticholinergika oder H_2-Blocker während der letzten Woche vor Studienbeginn, frühere Operationen im Magen und schwere Symptome einer Hiatushernie bzw. Refluxösophagitis. Die Aufnahmeuntersuchung umfaßte Anamnese, klinische- und Laboruntersuchungen (Blutbild, BSG, Urin, Bilirubin, alkalische Phosphatase, SGOT, SGPT, Kreatinin, Blutzucker).

Durch die endoskopische Untersuchung wurde das Vorliegen eines Duodenalulcus gesichert und Größe, Anzahl und Lokalisation der Ulzeration festgestellt. Der maximale Durchmesser der Ulzera wurde mit der geöffneten Biopsiezange auf dem Ulcusgrund geschätzt. Die Schmerzsymptomatik wurde als Tagschmerz bzw. Nachtschmerz auf einer Skala mit den Ausprägungen »kein, gering, mäßig und stark« beurteilt. Darüberhinaus wurden gastrointestinale Symptome sowie die Anzahl der zusätzlich zur symptomatischen Linderung der Beschwerden eingenommenen Antazidatabletten dokumentiert.

Kontrolluntersuchungen zur Erhebung der vorgenannten Verlaufsparameter wurden nach 2-, 4- und 6wöchiger Behandlung durchgeführt, wobei die endoskopische Untersuchung in Woche 2 dann entfallen konnte, wenn aufgrund der klinischen Symptomatik eine Ulcuspersistenz angenommen werden konnte. Bei nachgewiesener Abheilung nach 2, 4 oder 6 Wochen sollten die Patienten in eine Langzeitstudie zur Rezidivprophylaxe übernommen werden. Die Daten wurden mit Methoden der deskriptiven Statistik ausgewertet.

Ergebnisse

Die wesentlichen Patientendaten sind in Tabelle 1 zusammengefaßt.

Nach Ausschluß von 29 Patienten (mangelnde Compliance, unzulässige Begleitmedikation) konnten 413 Patienten in die Studie zur Wirksamkeitsanalyse aufgenommen werden.

Tabelle 1. Daten der Patienten mit Ulcus duodeni

Aufgenommene Patienten		432
Auswertbare Patienten		413
Geschlecht (männlich/weiblich)		280/130[a]
Alter (Jahre)		48,2 ± 14,9
Ulkuskrankheit: ja/nein		248/163[b]
Rauchen:	ja	224 (54,2%)
	nein	189 (45,8%)
Alkohol:	ja	213 (51,6%)
	nein	200 (48,4%)

[a] keine Angaben bei 3 Patienten
[b] keine Angaben bei 2 Patienten

Heilungsraten

Unter 40 mg Famotidin nocte waren nach 2wöchiger Therapie bei 188 Patienten (= 45,5%), nach 4 Wochen bei 350 Patienten (= 84,8%) und nach 6 Wochen bei 382 Patienten (= 92,5%) die Ulzera abgeheilt.

Erwartungsgemäß heilten kleinere Ulzera rascher ab: So waren bei 72,1% der Patienten mit Ulzera mit einem Durchmesser ≦ 0,5 cm diese bereits nach 2 Wochen abgeheilt, bei Ulzera mit 0,5 bis 1 cm 49,5% und bei Ausgangsgrößen >1 cm bei 56,5% (Tabelle 2).

Zwischen Ulcusdurchmesser bei Studienbeginn und Dauer bis zur Abheilung besteht eine statistisch signifikante Korrelation.

Die Heilungsraten bei Rauchern lagen nach 2-, 4- und 6wöchiger Therapie nur geringgradig niedriger als bei Nichtrauchern.

Tabelle 2. Heilungsraten

Therapiedauer	Ulkusgröße (cm)		
	<= 0,5 (n = 68)	>0,5–1 (n = 194)	>1 (n = 151)
2 Wochen	72,1%	49,5%	56,5%
4 Wochen	96,5%	88,5%	94,5%
6 Wochen	100 %	72 %	86,5%

Ulcus-schmerzen

Tabelle 3. Schmerzverlauf

Therapiedauer	»Tagschmerzen«	»Nachtschmerzen«
vor Therapiebeginn	81,1%	67,4%
nach 1 Woche	14,5%	11,1%
nach 6 Wochen	0,2%	0,2%

Wie Tabelle 3 zeigt, besserte sich die Ulcusschmerzsymptomatik über den Tag und während der Nacht unter der abendlichen Gabe von 40 mg Famotidin rasch.Tagschmerzen wurden zu Beginn von 81,1%, Nachtschmerzen von 67,4% angegeben. Nach 7 Tagen Behandlung wurden mäßige bis starke Tagschmerzen noch von 14,5% und Nachtschmerzen von 11,1% bemerkt. Bei lediglich 2 Patienten bestanden auch nach 5 – 6 Wochen Therapie noch Tag- bzw. Nachtschmerzen.

Nach 2-, 4- und 6wöchiger Behandlung erfolgte eine Beurteilung des Therapieerfolges durch die Patienten. Von 413 Patienten beurteilten nach 2 Wochen 34,4% den Therapieerfolg als ausgezeichnet, 47,7% als gut, nach 4 Wochen 38% bzw. 53,4% und nach 6 Wochen 33,3% bzw. 56,4%. Als unzureichend wurde der Therapieerfolg nach 2 Wochen von 19 (= 4,6%), nach 4 Wochen von 4 (=0,5%) und nach 6 Wochen lediglich von 1 Patienten (= 2,6%) beurteilt.

Neben-wirkungen

Bei sämtlichen Kontrolluntersuchungen wurden die Patienten nach unerwünschten klinischen Nebenerscheinungen (»Nebenwirkungen«) befragt, vom Untersucher mußten sie dabei als »möglich, wahrscheinlich oder sicher substanzbedingt« eingestuft werden. Bei 40 Patienten wurden unerwünschte klinische bzw. labormedizinische Nebenwirkungen angegeben. Am häufigsten genannt wurden Obstipation, Mundtrockenheit, Kopfschmerzen und Diarrhö. Als abweichende Laborparamter wurden je einmal ein Leukozytenanstieg, Bakteriurie, Thrombozytenerhöhung und SGPT-Erhöhung registriert. Unerwünschte klinische Arzneimittelwirkungen wurden vom Untersucher in 4 Fällen (= 0,9 %), unerwünschte labormedizinische Arzneimittelwirkungen wurden in keinem der 4 Fälle von den Untersuchern angegeben.

Diskussion

Durch die einmalige abendliche Gabe eines H_2-Rezeptorantagonisten wird die nächtliche Säuresekretion entscheidend gehemmt. Da diese nächtliche Säuresekretion heute als eine der wesentlichen Faktoren in der Pathogenese des Ulcus duodeni angesehen wird, ist dies für Medikamente zur Behandlung des Ulcus duodeni wünschenswert [1, 5, 7].

Mehrere klinische, kontrollierte Studien haben die Bedeutung der nächtlichen Säuresekretion in der Behandlung des Ulcus duodeni eindrucksvoll bestätigt [1, 5, 7, 9].

In der vorliegenden offenen Multitenterstudie an 413 Patienten mit einem akuten Ulcus duodeni werden die Ergebnisse dieser klinischen Studien bestätigt. Die abendliche Gabe von 40 mg Famotidin beeinflußt sowohl die Heilungsrate als auch die Schmerzsymptomatik günstig.

Nach 2 Behandlungswochen waren 45,5%, nach 4 Wochen 84,8% und nach 6 Wochen bei insgesamt 92,5% sämtlicher Patienten die eingangs endoskopisch diagnostizierten Duodenaluzera abgeheilt. Bereits nach 2 Wochen waren 50% der Patienten frei von Tag- und 75% frei von Nachtschmerzen. Ein Zusammenhang zwischen Schmerzsymptomatik und Heilungsraten, der kontrovers diskutiert wird, ließ sich in dieser Studie nicht erkennen. Ein wesentlicher Unterschied in den Heilungsraten zwischen Rauchern und Nichtrauchern mit Ulcera duodeni wurde nicht beobachtet.

Andererseits ließ sich im Rahmen dieser Studie zeigen, daß die Dauer der Heilungsprozesse auch von der Ulcusgröße abhängt. Famotidin wurde von den Patienten gut vertragen. Die von Patienten mitgeteilten klinischen Nebenerscheinungen entsprechen den üblicherweise unter einer H_2-Blockertherapie beobachteten sog. Nebenwirkungen. Nur in 0,9 % wurde von den Untersuchern ein wahrscheinlicher Zusammenhang mit der Prüfmedikation gesehen. Famotidin ermöglicht mit der abendlichen einmaligen Gabe von 40 mg bei Patienten mit einem akuten Ulcus duodeni eine einfache, nebenwirkungsarme und effektive Therapie.

Ulcus ventriculi

H_2-Rezeptorantagonisten haben sich als verläßliche wirksame Medikamente auch in der Therapie des Ulcus ventriculi erwiesen. Die Wirksamkeit der H_2-Blocker bei der Behandlung von Magenulzera und der Linderung des symptomatischen Schmerzes konnte in Vergleichsprüfungen nachgewiesen werden. Seit neuerem ist die Ulcustherapie mit diesen Medikamenten noch weiter vereinfacht und möglicherweise effektiver und nebenwirkungsärmer geworden. Es wird heute empfohlen, die gesamte Tagesdosis nur noch einmal abends einzunehmen [1, 5, 6 10]. Famotidin als neuer selektiver H_2-Rezeptorantagonist hemmt die Säuresekretion im Vergleich zum Cimetidin 30fach und im Vergleich zu Ranitidin 8fach stärker.

In der vorliegenden Studie wurde die Wirksamkeit von 40 mg Famotidin nocte bei der Abheilung und Linderung der subjektiven Symptome akuter Magenulzera und seiner Verträglichkeit unter Praxisbedingungen im niedergelassenen Bereich überprüft.

Patienten und Methodik

Die offene multizentrische Studie wurde nach einem einheitlichen Protokoll in 54 gastroenterologischen Praxen der gesamten Bundesrepublik durchgeführt.

Aufgenommen werden konnten männliche und weibliche Patienten mit nachgewiesenem Ulcus ventriculi und entsprechenden klinischen Symptomen über einen Zeitraum von 2 Wochen vor Studienbeginn. Der endoskopische Nachweis sollte 3 Tage vor der ersten Verabreichung der Prüfmedikation erfolgt sein.

Auszuschließen waren Patienten mit gleichzeitigem Duodenalulcus, Pylorusstenose, prä- bzw. intrapylorischem Ulcus, Zollinger-Ellison-Syndrom, Perforation, Blutung, Refluxösophagitis und Patienten, die eine Woche vor Studienbeginn noch H_2-Blocker oder Anticholinergika eingenommen hatten und Patienten mit Magenoperationen (ausgenommen Übernähung). Bei der Aufnahmeuntersuchung wurden Anamnese, klinischer und endoskopischer Befund sowie Laborbefunde (Blutbild, BSG, Urin, Bilirubin, alkalische Phosphatase, SGOT, SGPT, Kreatinin, Blutzukker) erhoben.

Bei der endoskopischen Untersuchung wurde der maximale Durchmesser der Ulzera mit der geöffneten Biopsiezange auf dem Ulcusgrund geschätzt. Die Schmerzsymptomatik wurde als Tag- bzw. Nachtschmerz in 4 Schweregraden beurteilt. Gastrointestinale Symptome, aber auch die Anzahl der zusätzlich zur symptomatischen Linderung der Beschwerden eingenommenen Antazidatabletten wurden ebenfalls dokumentiert. Zur Erhebung der vorgenannten Parameter wurden nach 2-, 4- und 6wöchiger Behandlung Kontrolluntersuchungen durchgeführt. Die endoskopische Kontrolluntersuchung in Woche 2 entfiel, wenn aufgrund der klinischen Symptomatik eine Ulcuspersistenz angenommen werden konnte. Sämtliche Daten wurden mit den Methoden der deskriptiven Statistik ausgewertet.

Ergebnisse

Tabelle 4. Daten der Patienten mit Ulcus ventriculi

Aufgenommene Patienten	132
Auswertbare Patienten	123
Geschlecht (männlich/weiblich)	69/54
Alter (Jahre)	56,7 ± 14,1
Ulkuskrankheit: ja/nein	65/58
Rauchen: ja	54 (43,9%)
nein	69 (56,1%)
Alkohol: ja	49 (39,8%)
nein	74 (60,2%)

Die wichtigsten Patientendaten sind in Tabelle 4 zusammengefaßt. Nach Ausschluß von 9 Patienten (mangelnde Compliance, unzulässige Begleitmedikation) wurden insgesamt 123 Patienten in die Studie zur Wirksamkeitsanalyse aufgenommen.

Heilungsraten

Unter 40 mg Famotidin nocte war nach 2wöchiger Therapie bei 32 Patienten (= 26%), nach 4 Wochen bei 82 (= 66,7%) und nach 6 Wochen bei 104 (= 84,6%) die Ulzera abgeheilt (Tabelle 5).

Die Untergruppenanalyse für Raucher ergab ebenso wie beim Duodenalulcus keine wesentlichen Unterschiede in den Heilungsraten nach 2-, 4- und 6wöchiger Therapie gegenüber Nichtrauchern.

Tabelle 5. Heilungsraten Raucher (n = 54)

Therapiedauer	Heilungsraten [%]
2 Wochen	25,9%
4 Wochen	57,4%
6 Wochen	81,5%

Ulcusschmerzen

Tagschmerzen wurden zu Studienbeginn von 74,8% und Nachtschmerzen von 49,6% angegeben. Nach einer Woche Therapie mit 40 mg Famotidin nocte klagten noch 17,9% über mäßige und starke Tag- und 10,6% über Nachtschmerzen (Tabelle 6). Bei

Tabelle 6. Schmerzverlauf

Therapiedauer	»Tagschmerzen«	»Nachtschmerzen«
vor Therapiebeginn	74,8%	49,6%
nach 1 Woche	17,9%	10,6%
nach 6 Wochen	3,1%	3,8%

Tabelle 7. Therapieerfolg, beurteilt durch den Patienten

Therapiedauer	Therapieerfolg			
	ausgezeichnet	gut	ausreichend	unzureichend
2 Wochen (n = 123)	21,1%	50,4%	22 %	4 %
4 Wochen (n = 88)	31,8%	47,7%	17 %	2,3%
6 Wochen (n = 32)	37,5%	34,4%	15,6%	9,4%

insgesamt 7 Patienten bestanden auch nach 5- bzw. 6wöchiger Therapie noch Tag- bzw. Nachtschmerzen. Eine Beurteilung des Therapieerfolges nach 2-, 4- und 6wöchiger Therapie durch die Patienten ergab folgendes Bild (Tabelle 7). Unzureichend wurde der Therapieerfolg von 5 Patienten nach 2wöchiger, von 2 Patienten nach 4wöchiger und von 3 Patienten nach 6wöchiger Therapie bezeichnet.

Nebenwirkungen

Alle Patienten wurden bei den vorgeschriebenen Kontrolluntersuchungen nach unerwünschten klinischen Nebenwirkungen befragt:

Insgesamt 11 Patienten gaben unerwünschte klinische Arzneimittelwirkungen an, am häufigsten genannt wurden Müdigkeit, Hautjucken und Exanthem. Unerwünschte labormedizinische Arzneimittelwirkungen wurden nach 2 Wochen bei 1 und nach 4 bzw. 6 Wochen nochmals bei je 1 Patienten angegeben. Dabei wurden als abweichende Laborparameter je einmal eine Bakteriurie, Leukozytose und Eosinophilie registriert. Von deren Untersuchern wurde bei den aufgetretenen unerwünschten klinischen Arzneimittelwirkungen in keinem Fall ein Zusammenhang mit der Prüfsubstanz gesehen, während bei den abweichenden Laborparametern in einem Fall (Eosinophilie) ein Zusammenhang mit der Verabreichung der Prüfsubstanz für möglich gehalten wurde.

Diskussion

Die Ergebnisse der vorliegenden offenen Multizenterstudie bestätigen die bereits gewonnenen Erkenntnisse klinischer Studien, daß auch beim Ulcus ventriculi die abendliche Gabe von 40 mg Famotidin sowohl die Heilungsrate als auch die Schmerzsymptomatik günstig beeinflußt.

Eine unter H_2-Rezeptorantagonisten erwartete beschleunigte Abheilung nach 2 Wochen, wie beim Ulcus duodeni, ist beim Ulcus ventriculi eher nach 4 Wochen, wie sich auch in dieser Studie zeigt, zu erwarten. Im Gegensatz zum Ulcus duodeni ist beim Ulcus ventriculi keine Korrelation zwischen Ulcusgröße und Dauer bis zur Abheilung zu erkennen.

Auffallend gering ist in dieser Studie die Zahl der Patienten, bei denen durch Probeexzision ein zunächst benigne erscheinendes Ulcus als ein Karzinom entlarvt wurde, wobei bei den Kontrollendoskopien häufig die bioptischen Kontrollen unterlassen wurden. Nur bei einem Patienten wurde wegen Malignomverdachts die Therapie abgebrochen.

Die Nebenwirkungsrate unter der Therapie mit Famotidin war wie beim Ulcus duodeni gering. Nur in einem Fall eines abweichenden Laborparameters wurde vom Untersucher ein möglicher Zusammenhang mit der verabreichten Prüfsubstanz gesehen.

Insgesamt zeigt auch diese Studie, daß Famotidin beim Patienten mit einem Ulcus ventriculi eine einfache, nebenwirkungsarme und effektive Therapie ermöglicht.

Literatur

1. Carratelli L. (im Druck): Clinical results with famotidine in Italy, Germany and Austria. International Workshop, Porto Cervo, June 2, 1984. Proceedings of the Workshop
2. Dammann H G, Müller P, Simon B (1983): 24 hour intragastric acidity and single night-time dose of three H2-blockers. Lancet II: 1078
3. Dammann H G, Barbara L, Bianchi Porro G, Cheli R, Hentschel E.,Müller P, Paoluzi P, Simon B, Walter Th A (1985): Beschleunigte Heilung des Ulcus ventriculi unter einer abendlichen Einzeldosis von Famotidin. Schweiz med Wochenschr 115: 484 – 488
4. Dammann H G (1986): Einmal-am-Abendgabe von Famotidin. In: Simon B, Porro G, Dammann H G (Hrsg): Famotidin, Fortschritte in der Therapie säurebedingter Erkrankungen, Thieme, Stuttgart, S
5. Dawson J, Jain S, Cockel R (1984): Effect of ranitidine and cimetidine on gastric ulcer healing and recurrence. Scand J. Gastroenterol 19: 665 – 668
6. Dickson B (im Druck): Cimetidine 800 mg once a day: preliminary European clinical data evaluation. Cimetidine today. International Workshop, Rome, March 14, 1984. Proceedings of the Workshop
7. Dobrilla G, Granata F, Felder M, Piazzi L, Castelli G (1984): A single nocturnal does of ranitidine for the short-term treatment of uodenal ulcer. Interim results of an Italian multicentre study. In: Misiewicz J J, Wood J R: Ranitidine Therapeutic advances. Excerpta Medica, Amsterdam, pp 154 – 167
8. Dragstedt L R, Owens F M jr (1943): Supradiaphragmatic section of vagus nervus in treatment of duodenal ulcer. Proc Soc Exp Biol 53: 152 – 154
9. Henning N, Norpoth I (1932): Die Magensekretion während des Schlafs. Dtsch Arch klin Med 172: 558
10. Howden C W et al. (1985): Nocturnal doses of H2-receptor antagonists for duodenal ulcer. Lancet I: 647

11. Ireland A, Colin-Jones D G, Gear P, Golding P L et al. (1984): Ranitidine 150 mg twice daily vs 300 mg nightly in treatment of duodenal ulcers. Lancet II: 274 – 276
12. Mc Callum R W, Kulijan B, Chremos A N, Tupy-Visich M A et al (1983): Prolonged gastric antisecretory effect of a novel H2-receptor inhibitor, MK-208, Gastroenterology 84: A 1245
13. Rohner H G, Braun F J et al (1984): Cimetidine-Behandlung des Ulcus duodeni. Dtsch Med Wochenschr 109: 1087 – 1088
14. Takagi T, Takeda M, Maeno H (1982): Effect of a new potent H2-blocker (YM 1170) on gastric secretion, ulcer formation and weight of male accessory sex organs in rat. Arzneimittelforsch 32: 734 – 737

Langzeitbehandlung des Ulcus duodeni mit Famotidin

J. ZEHNER, L. WEBER und J. HOTZ

Die Rezidivhäufigkeit des Ulcus duodeni innerhalb eines Jahres liegt in kontrollierten Studien zwischen 50 bis 90%, je nach untersuchtem Kollektiv [4, 24]. Raucher haben mehr Rezidive als Nichtraucher [10]. Lange Dauer der Anamnese, schlechte Heilungstendenz des akuten Ulcus, Ulcusgröße, vermehrte Säuresekretion und jugendliches Alter führen zu häufigerem Auftreten von Ulcus-duodeni-Rezidiven [4, 10 bis 12, 15 bis 17, 20]. Die Letalitätsrate bei der Ulcuskrankheit liegt bei 1,4% innerhalb von 9 Jahren [5]. Todesursachen sind Blutungen, Perforationen und Penetrationen. Die Komplikationsrate ist bei *über* 50jährigen höher als bei *unter* 50jährigen [17]. Somit stellen die nicht ganz vollständige Abheilung eines Ulcus duodeni, eine akute gastrointestinale Blutung als Folge eines Ulcus und das Rauchen Risikofaktoren dar, die eine medikamentöse Prophylaxe indiziert erscheinen lassen.

SONNENBERG et al. konnten 1979 die Rezidivquote in einer kontrollierten Studie von 61% in der Plazebogruppe auf 15% durch abendliche Gabe von 400 mg Cimetidin senken. Ähnliche Ergebnisse wurden mit Ranitidin beobachtet [1, 20]. STADELMANN berichtete 1985 von einer plazebokontrollierten Langzeittherapie mit Famotidin (20 mg abends) [22]. Er konnte innerhalb 1 Jahres die Rezidivhäufigkeit von 58,2% der Plazebogruppe auf 29,9% der Famotidingruppe senken.

Außer H_2-Antagonisten ist auch die Wirksamkeit einer Langzeitprophylaxe mit Sucralfat in einer Studie kontrolliert nachgewiesen [9]. Auch Antazida können die Rezidivhäufigkeit reduzieren [14]. Aufgrund der wenigen Literaturdaten kann jedoch noch keine allgemeine Empfehlung zur Rezidivprophylaxe mit Antazida gegeben werden [6]. Außerdem ist der Einsatz von Antazida in der Langzeittherapie begrenzt, da aluminium-magnesiumhaltige Substanzen zur Hypophosphatämie und Osteomalazie führen können [3]. Das resorbierte Aluminium könnte neurotoxisch sein [18, 24]. Schließlich können Antazida die Resorption anderer Medikamente vermindern, wenn diese Medikamente gleichzeitig eingenommen werden [14]. Die Wirksamkeit von Pirenzepin bei der Verhütung von Rezidiven konnte in 3 Langzeitstudien gezeigt werden [7, 8, 13]. Die Rezidivraten lagen jedoch mit ca. 40% pro

Jahr höher als unter H_2-Blockern. Die H_2-Antagonisten sind derzeit als am besten geeignete Medikamente für die Rezidivprophylaxe von Ulcera duodeni anerkannt, da sie gut verträglich und einfach einzunehmen sind [4]. Da für Famotidin noch ausreichende Langzeiterfahrungen fehlen, wurde in einer offenen, nichtplazebokontrollierten Studie die Wirksamkeit und die Verträglichkeit von Famotidin bei der Dauerprophylaxe überprüft. Diese Studie wurde in internistischen Praxen und in Ambulatorien von Krankenhäusern durchgeführt. Es waren dabei 43 verschiedene Prüfstellen beteiligt.

Methodik und Patienten

Nach endoskopisch gesicherter Abheilung eines Ulcus duodeni wurden die Patienten in 12wöchigem Abstand über 48 Wochen kontrolliert. Bei allen Kontrolluntersuchungen war eine Endoskopie obligat, bei Beschwerden wurde auch außerhalb der festgesetzten Termine endoskopiert. 64% der Patienten hatten eine Ulcusanamnese. 49% des untersuchten Kollektivs waren Nichtraucher, 51% Raucher, von diesen rauchten 46% Zigaretten und 5% Zigarren bzw. Pfeife. 46% der ausgewählten Patienten negierten einen Alkoholkonsum, 54% tranken regelmäßigAlkohol, am häufigsten davon Bier mit 39%. Alkoholiker wurden in diese Studie nicht aufgenommen. Von 142 Patienten, die für die Langzeitstudie ausgewählt wurden, waren 133 Patienten auswertbar (Durchschnittsalter 48,2 ± 13,8 Jahre (18 – 78 Jahre). 86 der Patienten waren Männer, 47 waren Frauen.

Ergebnisse

Das Gewicht änderte sich während der 48 Wochen der Beobachtung nicht. (Ausgangsgewicht 71,6 ± 11,3 kg, Endgewicht nach 48 Wochen 72,1 ± 10,9 kg). Zu Beginn der Akuttherapie hatten nur 3% der Patienten keinerlei Oberbauchbeschwerden. Am Ende der Langzeituntersuchung waren 86,5% in dieser Hinsicht beschwerdefrei. 63,2% der Patienten klagten zu Beginn der Akuttherapie über Völlegefühl, am Ende der Langzeittherapie nur noch 7,9%. 54,1% der Patienten wurden anfangs durch saures Aufstoßen und Sodbrennen belästigt, am Ende der Untersuchung nur noch 4,5%. 55,6% der Patienten berichteten zu Beginn über Übelkeit bzw. Erbrechen, am Ende der Untersuchung nur noch 2,2%.

Abbildung 1 zeigt die Rezidivquote über 48 Wochen. Bei 13 Patienten (9,7%) sind trotz regelmäßiger Tabletteneinnahme Rezidive des Ulcus duodeni aufgetreten. Außer den 13 Patienten mit dem Rezidiv eines Ulcus duodeni hatten 4 Patienten innerhalb dieses Zeitraumes ein Ulcus ventriculi entwickelt. Diese Ulzerationen saßen alle im präpylorischen Antrum bzw. ad pylorum. 5 Patienten wurden aus der Langzeituntersuchung herausgenommen, da sie die Tabletten nicht regelmäßig eingenommen hatten. 1 Patient hatte die Studie wegen Auftreten einer Impotentia co-

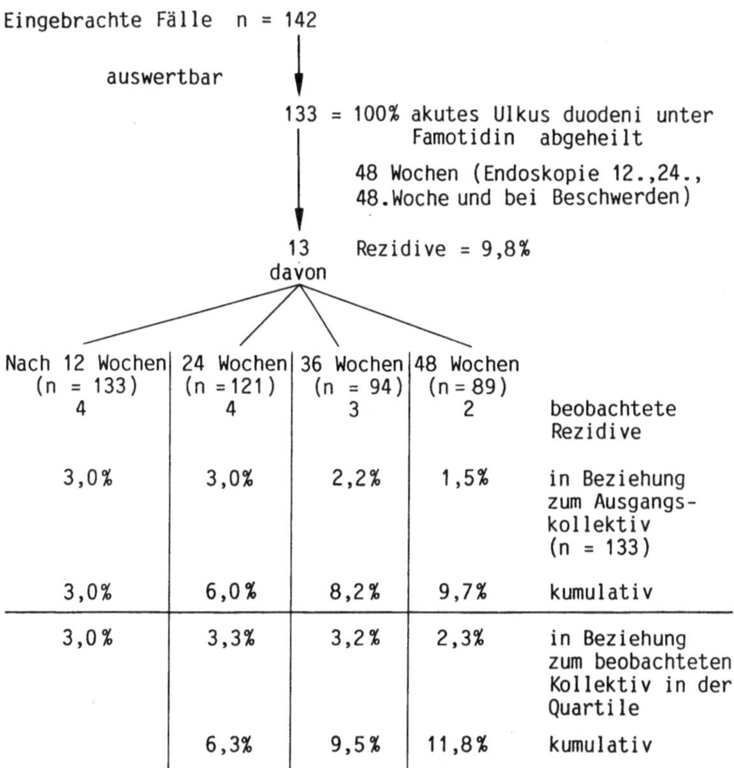

Kein Zusammenhang zwischen Ulkusdurchmesser zum Beginn der Akuttherapie und dem Rezidivzeitpunkt.

Medianer Ulkusdurchmesser 1 cm vor Beginn der Akuttherapie, 0,8 cm beim Auftreten eines Rezitivs.

Abb. 1. Langzeitstudie mit Famotidin beim Ulcus duodeni; Zusammenfassung der Ergebnisse

eundi abgebrochen. Die restlichen 20 Patienten sind zu den vereinbarten Kontrollunteruschungen nicht mehr erschienen. Todesfälle sind während der gesamten Beobachtungszeitraumes nicht aufgetreten, auch nicht bei den Patienten, deren Ulcus bei Aufnahme in die Klinik lebensbedrohlich geblutet hat. Während des Untersuchungszeitraums wurden von 4 Patienten unerwünschte Arzneimittelnebenwirkungen genannt. 1 Patient gab unmittelbar zu Beginn der Langzeittherapie über 4 Tage lang leichte Diarrhöen an, die jedoch höchstwahrscheinlich nicht im Zusammenhang mit der Prüfmedekation standen. Bei einem Patienten wurde in der 24. Woche ein leichter reversibler Haarausfall beobachtet, ein Patient hatte über 120 Tage eine mäßige Iritis, die jedoch höchstwahrscheinlich nicht durch die Gabe von Famotidin verursacht wurde. Lediglich bei einem Patienten wurde in der 12. Woche als möglicherweise arzneimittelverursachte Nebenwirkung eine mäßig anhaltende Impotentia coeundi festgestellt, die zum Therapieabbruch führte. Bei einem Patienten wurde ein erhöhtes Bilirubin bei bekanntem M. Meulengracht gemessen. Somit wurden über den gesamten Beobachtungszeitraum keinerlei famotidinverursachte laborchemische Veränderungen nachgewiesen.

Diskussion

Für die Langzeittherapie beim chronischen Ulcus duodeni spricht in erster Linie die Möglichkeit der (1) Senkung der Rezidivrate sowie (2) Senkung der Operationsindikation, (3) der Hospitalisationsfrequenz und Hospitalisationsdauer, (4) der Komplikationsrate und dadurch der Mortalität sowie (5) Verbesserung der Lebensqualität und (6) Senkung der Behandlungskosten. Aus diesen Zielen ergibt sich die Indikation für die Langzeitbehandlung bei den Patienten, bei denen diese Kriterien in mehr oder weniger stark ausgeprägter Form vorliegen, d. h. häufige Rezidive, relative Operationsindikation, wiederholt Hospitalisation, drohende Komplikation und deutlich eingeschränkte Lebensqualität mit psychosozialen Folgeerscheinungen im Privat- und Berufsleben (4).

Die vorliegende Untersuchung an 133 Patienten mit Ulcus duodeni zeigte eine auffallend geringe Rezidivrate innerhalb von einem Jahr von nur 11,8%. Wenngleich hierbei keine Kontrollgruppe gleichzeitig behandelt wurde, läßt sich aufgrund der Erfahrungen aus der Literatur mit Rezidivraten zwischen 50 und 90% pro Jahr in unbehandelten Kollektiven [4, 24] folgern, daß Famotidin wirksam ist für die Senkung der Rezidivrate beim Ulcus-duodeni-Leiden. In den meisten Langzeittherapiestudien mit Cimetidin und Ranitidin lagen die Rezidivraten zwischen 25 und 15%/Jahr bei den behandelten Patienten [1, 4, 20]. Die in der vorliegenden Studie beobachtete Rezidivrate von nur 11% weist einmal auf eine hohe Wirksamkeit von Famotidin hin. Zum anderen ist das besonders günstige Ergebnis möglicherweise auch darauf zurückzuführen, daß im Vergleich zu den meisten klinischen Studien in dieser Studie auch Patienten mit einer geringeren Penetranz des Ulcusleidens eingeschlossen waren, und daß alle Patienten, bei denen eine unregelmäßige Tabletteneinnahme nachgewiesen wurde, von der Studie ausgeschlossen wurden. Außerdem waren 21 der ursprünglich in die Studie eingegangenen 133 Patienten zu den Kontrolluntersuchungen aus unklaren Gründen nicht mehr erschienen. Neben der besonders günstigen Rezidivrate fiel auch ein deutlicher Rückgang der Begleitsymptome wie Oberbauchschmerzen, Völlegefühl, Aufstoßen, Sodbrennen sowie Übelkeit und Erbrechen auf. Die Studie belegt hiermit, daß Patienten, bei denen ein Ulcus duodeni, in den meisten Fällen als Rezidiv, festgestellt wurde, unter der Langzeitbehandlung mit

Famotidin in niedriger Dosierung von 20 mg am Abend eingenommen profitieren, gemessen an einer niedrigen Rezidivrate und einem günstigen Beschwerdeverlauf.

Im Vergleich zu diesen Ergebnissen liegen zur Zeit kontrolliert durchgeführte Langzeitbehandlungen mit Famotidin beim Ulcus-duodeni-Leiden vor [2, 12] (siehe auch Beitrag SIMON in diesem Buch). In der Multizenterstudie aus Deutschland, Österreich und Italien [2] wurde nach Abheilung eines Akutulcus unter Famotidin oder Ranitidin eine Langzeitbehandlung mit 20 mg Famotidin nocte bei 167 Patienten über 6 Monate und bei 52 Patienten über 12 Monate durchgeführt und mit der von 177 Patienten über 6 Monate und von 21 Patienten über 12 Monate unter Behandlung mit einem Plazebo verglichen. Unter Famotidin lagen die kumulativen Rezidivraten über 6 Monate bei 26% gegenüber 55% unter dem Plazebo. Die über weitere 6 Monate behandelten Patienten zeigten unter Famotidin eine Rezidivrate von 14% gegenüber 24% unter dem Plazebo für diesen Zeitraum. Diese signifikanten günstigen Ergebnisse zugunsten des Famotidins finden sich in einer Multizenterstudie aus den USA [23] bestätigt. Hierbei wurden in 37 Zentren insgesamt 303 Patienten einer Langzeitbehandlung, entweder mit Famotidin 40 mg nocte (n = 107) oder 20 mg (n = 97), oder mit einem Plazebo (n = 99) unterzogen. Die kumulativen Rezidivraten lagen für die geprüften Dosen von Famotidin nach 12 Monaten mit 24,8% unter 40 mg und 23,3% unter 20 mg im gleichen Bereich, jedoch signifikant niedriger wie die Rate unter dem Plazebo mit 56,8%. Die Autoren schlossen aufgrund dieser Ergebnisse darauf, daß 20 mg Famotidin nocte zur wirksamen Rezidivprophylaxe bei Patienten mit chronischem Ulcus-duodeni-Leiden ausreichen.

Aus der vorliegenden und den aus 2 aus der Literatur bekannten zitierten Studien läßt sich ableiten, daß Famotidin ein wirksames Medikament zur Senkung der Rezidivraten bei Patienten mit Ulcus duodeni ist, daß die Dosierung mit 20 mg nocte ausreichend ist, um zumindestens ähnliche Ergebnisse wie mit Cimetidin oder Ranitidin zu erzielen. Gleichzeitig werden die Beschwerden anhaltend gelindert bei guter Verträglichkeit ohne wesentliche Nebenwirkungen des Medikamentes.

Zusammenfassung

Ziel dieser Studie war es, die Wirksamkeit und Verträglichkeit des H_2-Blockers Famotidin in der Rezidivprophylaxe des Ulcus duodeni zu prüfen. Hierzu erhielten 133 Patienten (100%), bei denen ein akuter Ulcusschub im Bulbus duodeni unter Famotidin 40 mg nocte abgeheilt war, zur Langzeitbehandlung 20 mg Famotidin am Abend. Im Beobachtungszeitraum von insgesamt 48 Wochen wurden Routineendoskopien 12, 24 und 48 Wochen nach Beginn sowie bei akuten Beschwerden durchgeführt. 133 Patienten konnten über 12 Wochen, 121 über 24 Wochen, 94 über 36 Wochen und 89 Patienten über 48 Wochen beobachtet werden. Die kumulativen Rezidivraten lagen in Beziehung zum Ausgangskollektiv (n = 133) nach 12 Wochen bei 3 %, nach 24 Wochen bei 6 %, nach 36 Wochen bei 8,2% und nach 48 Wochen bei 9,7%. In Beziehung zum beobachteten Kollektiv in der Quartile lagen diese nur unwesentlich höher mit 6,3 % nach 24 Wochen, 9,5 % nach 36 Wochen und 11,8 % nach 48 Wochen. Die allgemeine Verträglichkeit des Medikaments war gut, signifikante Nebenwirkungen traten nicht auf. Diese Ergebnisse belegen die Erfahrungen der Literatur, daß Famotidin bei hoher Sicherheit des Medikaments geeignet ist für die Rezidivprophylaxe bei Patienten mit Ulcus-duodeni-Leiden über einen Zeitraum von mindestens 12 Monaten.

Literatur

1. Alstead E M, Ryan F P, Holdsworth M G, Asthton M G, Moore M (1983) Ranitidine in the prevention of gastric and duodenal ulcer relapse. Gut 24: 418 - 420
2. Baglioni A, Barbara L, Bianchi-Porro G et al (1985): Famotidin versus Plazebo in der Rezidivprophylaxe der Ulcus duodeni-Erkrankung. 23: 665 - 669
3. Baker L R, Ackrill P, Cattell W R, Stamp T C, Watson L (1974): Iatrogenic osteomalacia and myopathy due to phosphate depletion. Br Med J 3: 150 -152
4. Blum A L (1987): Indikationen und Verfahrenswahl bei der Rezidivprophylaxe. In: Blum A L, Siewert T R et al (Hrsg) Ulcusalmanach 1, Springer, Berlin Heidelberg New York Tokyo, pp 1- 14
5. Bennevie O (1977): Causes of deaht in duodenal and gastric ulcer. Gastroenterology 73: 1000 - 1004
6. Boyd E J S, Wormsley K G (1987): Konservative Maßnahmen bei der Prophylaxe. In: (Blum A L, Siewert et al.) Blum A L, Siewert T R et al. (Hrsg) Ulcusalmanach 1, Springer, Berlin Heidelberg New York Tokyo, pp 15 - 28
7. Cheli R, Giocosa A, Molinari G (1982): Long term treatment of duodenal ulcer with pirenzepine. Scand J, Gastroent erol 17 [Suppl]: 221 - 224
8. Federici I, Accadia L, Gabbrielli L, Giorgi-Conciato M,(1983): Gabbrielli A L, Long term treatment of duodenal ulcer with pirenzepine; gastric pH valuis and incidende of relapse: an open pilot study. Int J Tissue React V (4): 353 - 355
9. Hagenmüller F (1983): Klinische Erfahrungen mit Sucralfat: Rezidivprophylaxe. Swiss Med 5: 28 - 32
10. Korman M G, Shaw R G, Hansky J, Schmidt G T (1981): Influence of smoking on healing rate of duodenal ulcer in response to cimetidine or high-dose antacid. Gastroenterology 80: 1451 - 1453
11. Krag E (1966): Long-term prognosis in medically treated peptic ulcer. A clinical, radiographical and statistical follow-up study. Acta Med Scand 180: 657 - 670
12. Krause U (1963): Long-term results of medical and surgical treatment of peptic ulcer. A follow-up investigation of patients initialy treated conservatively between 1925 - 1934. Acta Chir Scand [Suppl] 310: 1 - 111

13. Moshal M G, Spitaels J M, Khan G L et al (1982): Pirenzepine, cimetidine and placebo in the long term treatment of duodenal ulceration. A comparative study. S. Afr. Med. J. 62: 12 – 14
14. Pace F et al. (1985) Therapie des Ulcus ventriculi mit niedrig dosiertem Antacidumgel und Cimetidin. Dtsch Med Wochenschr 110: 283 – 287
15. Piper D W, Greig M, Coupland G A E, Hobbin E, Shinners J (1975): Factors relevant to the prognosis of chronic gastric ulcer. Gut 16: 714 – 718
16. Piper D W], Shinners J, Greig M, Thomas J, Waller S L (1978): Effect of ulcer healing on the prognosis of chronic gastric ulcer. Four year follow-up. Gut 19: 419 – 428
17. Pulvertaft C N (1968): Comments on the incidence an natural history of gastric and duodenal ulcer. Postgrad Med J 44: 597 – 602
18. Rickenbacher U, Schlatter C (1983): Toxikologie und Verbreitung von Aluminium-Verbindungen. Naturwissenschaften 70: 303 – 304
19. Rutgeerts P, Vantrappen G, Brassine A, Van Maercke Y, Pen S (1985): Prevention of uodenal ulcer by pirenzepine 50 mg. Gastroenterology 88 (5): A 1563
20. Sonnenberg A, Kiene K, Weber K B, Pelloni S, Peter P, Wienbeck M, Strohmeyer G, Blum A L (1979): Rezidivprophylaxe des Ulcus duodeni mit Cimetidin. Dtsch Med Wochenschr 104: 725 – 730
21. Steinberg W M, Lewis J H, Katz D M (1982): Antacids inhibit the absorption of cimetidine. N Engl J Med 307: 400 – 404
22. Stadelmann O, Groh E (1986): Rezidivprophylaxe der Ulcus-duodeni-Erkrankung mit Famotidin (Ergebnisse einer europäischen Studie). In: Simon B, Bianchi-Porro G, Dammann H G (Hrsg), Internationals Symposium im Rahmen des 17. Kongresses der Europäischen Gesellschaft für Gastroenterologie u. Endoskopie, Berlin, März 1985. Thieme, Stuttgart, S 71
23. Texter E C, Navab F, Mantell G, Berman R (1986): Maintenance Therapy of Duodenal Ulcer with Famotindine. Am J Med 81: 25 – 32
24. Wormsley, K G (1984): Assesing the safety of drugs for the long-term treatment of peptic ulcer. Gut 25: 1416 – 1423

Säuresekretionshemmung und Streßulcusprophylaxe von Famotidin i.v.

B. Simon, P. Müller und H.-G. Dammann

Einleitung

Der H_2-Rezeptorantagonist Famotidin unterdrückt auf molarer Basis ca. 6- bis 8fach stärker als Ranitidin und ca. 20- bis 40fach stärker als Cimetidin die intragastrale Säuresekretion beim Menschen. Seine Wirksamkeit in der Akut- und Langzeitbehandlung der peptischen Ulcuserkrankung ist durch zahlreiche international durchgeführte Studien gut dokumentiert. Aufgrund seiner ausgeprägten säurehemmenden Eigenschaft gilt Famotidin derzeit als ein H_2-Blocker der Wahl bei gastralen Hyperaziditätszuständen.

Die Suppression der Magensäure wird als wirksames Prinzip zur Verhinderung streßinduzierter Blutungen angesehen. Aus experimentellen Untersuchungen geht hervor, daß die Inzidenz derartiger Blutungen bei gefährdeten Patienten drastisch gesenkt werden kann, wenn der intragastrale pH-Wert auf 3,5 und mehr angehoben wird. Hierfür muß die Säurekonzentration um 99% und mehr reduziert werden. Dieses Ziel kann nur mit antisekretorisch hochwirksamen Substanzen bzw. hochdosierten Antazidagemischen erreicht werden.

In den letzten Jahren sind zahlreiche humanpharmakologische und klinische Studien zur Wirksamkeit von i.v. appliziertem Famotidin durchgeführt worden. Diese sollen im folgenden kurz zusammengefaßt werden.

Säuresekretionshemmung

In einer plazebokontrollierten Doppelblindstudie an freiwilligen Probanden mit erhöhter Säuresekretion wurden Wirkeintritt, Wirkstärke und Wirkdauer von 10 mg Famotidin i.v. und 20 mg Famotidin i.v. verglichen. Der säurehemmende Effekt beider Dosen trat innerhalb der ersten Stunde nach Applikation ein. 20 mg i.v. hatten gegenüber 10 mg i.v. einen signifikant überlegenen Effekt, was Ausmaß der Säurehemmung, Anstieg des intragastralen pH-Wertes und Wirkdauer anbetraf. Der mittlere pH-Wert lag unter Plazebo bei 1,7, stieg unter 10 mg Famotidin i.v. auf 5,5 und unter 20 mg Famotidin i.v. auf 6,2 während der zweiten Stunde nach Applikation an. Höhere mittlere pH-Werte wurden unter 20 mg Famotidin i.v. im Vergleich zu 10 mg i.v. nach 7–8 und 9 h gesehen. Während der intragastrale pH unter 10 mg Famotidin i.v. nach 12 h wieder Ausgangswerte erreichte, trat dies unter 20 mg Famotidin i.v. erst nach 15 h ein *(Abb. 1)*.

Plasmakonzentrationen von mehr als 50 ng/ml gingen in der Regel mit einer Säuresekretionshemmung von mehr als 80% einher. Beide Famotidindosen wurden auch nach i.v.-Applikation gut vertragen [1].

In einer weiteren Probandenstudie konnte der Nachweis erbracht werden, daß die kontinuierliche i.v.-Applikation von Famotidin einer intermittierenden Bolusgabe überlegen ist. In dieser Studie wurden 20 mg Famotidin (als Bolus alle 8 h mit 2,1 mg Famotidin/h als Dauerinfusion (nach einer Initialdosis von 10 mg) und Plazebo verglichen. Die Gesamttagesdosis von Famotidin lag somit in beiden Serien bei 60 mg. Der intragastrale pH wurde über 24 h kontinuierlich gemessen.

Unter beiden Famotidinapplikationsformen ließ sich der pH-Wert signifikant gegenüber Plazebo anheben. Die kontinuierliche Famotidindauerinfusion hob bei ca. 70% aller Meßwerte den pH-Wert über 4,0 an, während nach Famotidinbolusgabe nur bei ca. 40% ein derartiges Ergebnis zu erzielen war [2].

Ergänzt wird diese Studie durch die Ergebnisse einer direkten Vergleichsstudie an Ulcus-duodeni-Patienten, die kontinuierlich über 24 h mit 3,2 mg/h bzw. 4 mg/h Famotidin i.v. (+ 10 mg Famotidin als Initaildosis) behandelt worden waren. Auch hier kam es unter beiden Famotidindosierungen zu einem im Vergleich

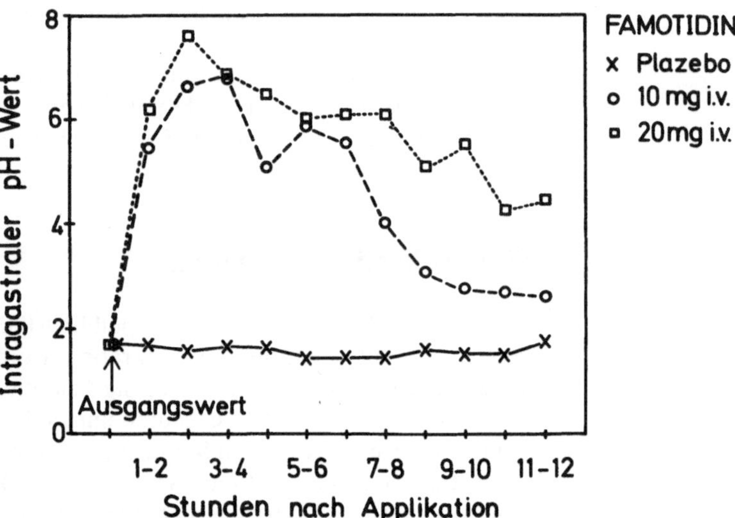

Abb. 1. Intragastrales pH-Wert-Verhalten bei freiwilligen Probanden unter 20 mg Famotidin i.v., 10 mg Famotidin i.v. bzw. Plazebo (Nach Ryan et al. 1986)

zu Plazebo signifikanten Anstieg der intragastralen pH-Werte. Während unter Plazebo nur in 3,8 % der Fälle pH-Werte über 5 gemessen wurden, stieg dieser Prozentsatz unter 3,2 mg Famotidin/h auf 69,1 % und unter 4mg/h auf 60,8 % an. Dies bedeutet, daß eine Erhöhung der Dosis über 3,0 mg/h (d.h. einer Tagesdosis von ca. 80 mg) keinen zusätzlichen Vorteil brachte [3].

In einer weiteren plazebokontrollierten Studie wurde eine Dosis-Wirkungskurve von 10 mg, 20 mg und 40 mg Famotidin i.v. auf die nächtlichen intragastralen pH-Werte bei gesunden Freiwilligen durchgeführt. Während unter Plazebo der mediane pH-Wert bei 1,5 lag, stieg dieser unter den 3 Famotidindosierungen signifikant an. 20 und 40 mg Famotidin i.v. induzierten konstante pH-Wert-Anstiege, während unter der niedrigeren Dosierung stark schwankende pH-Werte zu erkennen waren [4].

Aus den zitierten Studien geht hervor, daß eine für die Streßulcusblutungsprophylaxe adäquate pH-Anhebung ($\geqslant$ 4,0) sowohl durch eine i.v.-Bolusgabe als auch durch eine i.v.-Dauerinfusion von Famotidin erreicht werden kann. Letztere Applikationsform führt offensichtlich zu einer konstanteren pH-Wert-Anhebung. Die hierfür benötigten Tagesdosen lagen zwischen 40 und 80 mg.

Von besonderer Aussagefähigkeit sind 2 klinische Studien mit i.v.-appliziertem Famotidin bei chirurgischen Intensivpatienten. In der *ersten* Studie wurden jeweils 10 Patienten über maximal 7 Tage in randomisierter Doppelblindanordnung mit 10 mg Famotidin i.v. bzw. 50 mg Ranitidin i.v. (alle 6–12 h) behandelt.

Beide Substanzen wurden als Kurzinfusion über 15–30 min gegeben. Konnte der intragastrale pH-Wert während des 1. Tages bei 3 aufeinanderfolgenden Messungen (d.h. über insgesamt 6 h) nach Beginn der H_2-Blockertherapie nicht über pH 4,0 angehoben werden, dann wurde die Tagesdosis auf 10 mg Famotidin i.v. bzw. 50 mg Ranitidin i.v. alle 6 h erhöht. Im Falle eines adäquaten Ansprechens wurde das Applikationsintervall auf jeweils 12 h verlängert.

Beide Untersuchungsgruppen waren hinsichtlich des Gefährdungsgrades streßinduzierter Blutungen vergleichbar. Mit beiden H_2-Blockern konnte der mittlere gastrale pH-Wert während des gesamten Beobachtungszeitraums wirksam in den anaziden Bereich gehoben werden. Die hierfür benötigten durchschnittlichen Tagesdosen lagen unter Famotidin bei 22,3 mg und unter Ranitidin bei 154,3 mg. Wie *Abb. 2* zeigt, konnte unter i.v.-Gabe beider H_2-Rezeptorantagonisten der mittlere intragastrale pH-Wert über die gesamte 7tägige Behandlungsperiode auf Werte um 5,0 und mehr angehoben werden. Die pH-Werte lagen unter Famotidin höher als unter Ranitidin. Diese Unterschiede erreichten jedoch keine statistische Signifikanz [5].

Zu vergleichbaren Ergebnissen kam eine Arbeitsgruppe in der Schweiz, die Famotidin i.v. und Ranitidin i.v. ebenfalls bei chi-

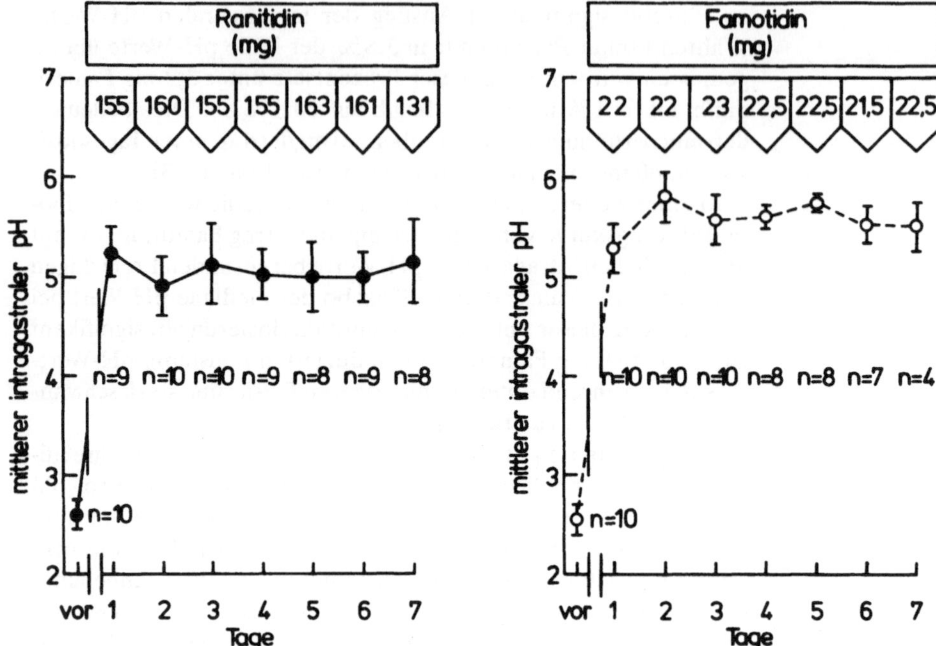

Abb. 2. Intragstrales pH-Wert-Verhalten bei chirurgischen Intensivpatienten unter Ranitidin i.v. und Famotidin i.v. (Nach Friedl et al. 1985)

rurgischen Intensivpatienten direkt miteinander verglich. Hierbei wurde nach einem fixem Schema den Patienten entweder 50 mg Ranitidin oder 10 mg Famotidin alle 8 h i.v. verabreicht. Der intragastrale pH-Wert wurde in 2-stündigen Abständen über insgesamt 7 Tage verfolgt. In der mit Famotidin behandelten Gruppe lagen bei 91 % aller Messungen die pH-Werte über 4,0, während in der mit Ranitidin behandelten Gruppe dieser Schwellenwert nur in 78 % überschritten wurde (p <0,01). Auch die mittleren pH-Werte lagen unter Famotidin mit 5,95 signifikant höher als unter Ranitidin mit 4,77 [6].

Die beiden an chirurgischen Intensivpatienten durchgeführten Studien lassen erkennen, daß eine adäquate pH-Anhebung mit ca. 30 mg Famotidin i.v. zu erreichen ist. Diese Dosis liegt niedriger als die, die in den humanpharmakologischen Untersuchungen als wirksam ermittelt wurde. Diese Unterschiede dürften in erster Linie durch die unterschiedlichen Studienanordnungen zu erklären sein. Eine Tagesdosis von 40 mg Famotidin i.v. dürfte somit bei den meisten streßblutungsgefährdeten Patienten einen ausreichenden Schutz gewährleisten. In Analogie zu den Ergebnissen mit anderen H_2-Rezeptorantagonisten muß an eine Dosiserhöhung bei besonderen Risikopatienten mit Peritonitis, Sepsis etc. gedacht werden. Hier empfiehlt sich eine individuelle Anpassung der Famotidin-Tagesdosis unter engmaschiger pH-Kontrolle.

Streßulcusprophylaxe

In der Zwischenzeit liegen auch umfangreiche Studien vor, die die klinische Wirksamkeit von Famotidin in der Prävention der Streßulcusblutung zum Inhalt haben.

In einer ersten Studie wurde die Wirksamkeit von Famotidin i.v. an über 100 Patienten einer neurochirurgischen Intensivstation geprüft. Es handelte sich im einzelnen um Patienten mit Schädel-Hirn-Traumen, Polytraumen, intrakraniellen Blutungen, Gefäßmißbildungen, zerebellaren und spinalen Tumoren, ein Patientengut, das erfahrungsgemäß ein hohes Risiko für die Entwicklung einer Streßulcusblutung aufweist. Famotidin wurde in einer Dosierung von 2mal 20 mg i.v. über 3 bis max. 81 Tage gegeben.

Bei keinem Patienten wurde während des gesamten Beobachtungszeitraums eine gastrointestinale Streßulcusblutung beobachtet. Aus der Literatur weiß man, daß derartige Patienten ohne medikamentöse Prophylaxe in 30–50 % eine Blutung entwickeln. Dieses positive Ergebnis ist u. a. auch deswegen bemerkenswert, da zahlreiche Patienten unter einer Begleitmedikation mit hochdosierten Kortikosteroiden standen. Nebenwirkungen, die eindeutig auf Famotidin zurückzuführen waren, wurden nicht beobachtet [7].

In einer weiteren, ebenfalls offenen Studie wurden 43 Patienten mit schwerer Grunderkrankung bzw. Verletzungen mit 2mal tgl. 20 mg Famotidin i.v. behandelt. Die Dauer der Therapie betrug im Mittel 5,8 ± 4,1 Tage.

Bei keinem der Patienten trat eine obere gastrointestinale Blutung auf. Bereits vorhandene Blutungen sistierten unter Famotidin. Die Verträglichkeit wurde bei 40 der 43 Patienten als gut eingestuft. Bei 3 Patienten traten Exantheme auf, bei einem dieser Patienten wurde ein kausaler Zusammenhang zur Famotidinmedikation als wahrscheinlich angesehen [8].

Klinische Erfahrungen in Japan

Famotidin i.v. wurde bei insgesamt 422 Patienten mit dem Risiko einer Streßulcusblutung bzw. manifester oberer gastrointestinaler Blutung eingesetzt. Es wurden sowohl verschiedene Famotidindosierungen untereinander als auch gegenüber Cimetidin getestet.

Aoki infundierte kontinuierlich bei 93 Patienten mit *peptischer Ulcusblutung* 2mal tgl. 20 mg Famotidin. In über 88 % kam es zu einem Sistieren der Blutung, sogar bei Patienten mit sichtbarem Gefäß im Ulcuskrater. Die Rate der Rezidivblutung lag mit 13 % auffallend niedrig.

Bei weiteren 19 Patienten mit manifester *Streßulcusblutung* konnte bei 79 % der Fälle unter Famotidin ein Blutungsstop erreicht werden. Die Rezidivblutungsrate lag mit 29,4% geringgradig höher [9].

In einer Dosisfindungsstudie wurde die Wirksamkeit zweier verschiedener i.v.-Dosierungen von Famotidin bei der manifesten oberen Gastrointestinalblutung miteinander verglichen. 68 Patienten, die aus einem Streßulcus bzw. aus einer akuten Schleimhautläsion bluteten, wurden mit 2mal tgl. 20 mg Famotidin i.v., 32 weitere Patienten mit 2mal tgl. 10 mg Famotidin i.v. behandelt. Eine Blutungsstillung wurde in der Gruppe mit der höheren Famotidindosierung in 87,3% gesehen, während die Erfolgsrate unter 2mal 10 mg Famotidin i.v. bei ca. 80% lag.

Während die Blutungen aus einem peptischen Geschwür auf 2mal 20 mg bzw. 2mal 10 mg Famotidin i.v. gleich gut ansprachen, konnte ein stärkerer blutungsstillender Effekt von 2mal 20 mg Famotidin i.v. bei der akuten Schleimhautläsionsblutung und bei der streßinduzierten Ulcusblutung gesehen werden [10].

In der Studie von Kidokoro et al. wurde bei 5 bzw. 3 Patienten der Einfluß von 2mal 20 mg Famotidin i.v. bzw. 2mal 10 mg Famotidin i.v. während der ersten 48 h auf das Verhalten des intragastralen pH-Wertes verfolgt. Wie *Abb. 3* zeigt, konnte mit der höheren Famotidin-Dosierung eine konstante Anhebung des intragastralen pH-Wertes während der gesamten Meßperiode erzielt werden. Die Meßpunkte lagen konstant über denen, die mit 2mal 10 mg Famotidin gesehen wurden: So konnte beispielsweise der pH-Wert unter 2mal 20 mg Famotidin i.v. über 48 h auf einen Wert um 5 gehalten werden [10].

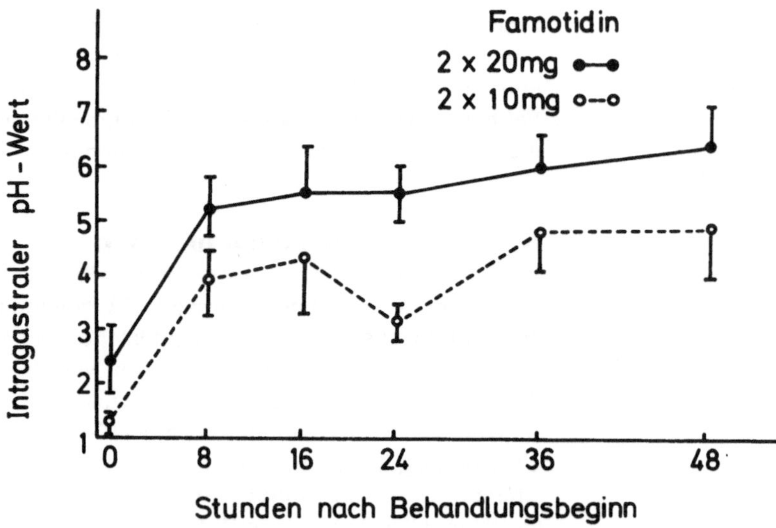

Abb. 3. Intragastrales pH-Wert-Verhalten bei Intensivpatienten unter 2mal tgl. 10 mg Famotidin i.v. bzw. 2mal tgl. 20 mg Famotidin i.v. (Nach Kidokoro et al. 1983)

In einem ähnlich aufgebauten Studiendesign wurde der blutungsstillende Effekt von 2mal tgl. 20 mg, 3mal tgl. 10 mg bzw. 2mal tgl. 10 mg Famotidin i.v. an insgesamt 47 Patienten mit oberer gastrointestinaler Blutung geprüft. Unter 2mal 20 mg Famotidin i.v. kam es in 97%, unter 3mal 10 mg Famotidin i.v. in 63% und unter 2mal 10 mg Famotidin i.v. in 67% zu einer Blutungsstillung innerhalb eines Zeitraums von 4 Tagen. Auch hier schnitt die höchste Famotidin-Dosis am besten ab [11].

In einer weiteren Studie wurde die Wirksamkeit von Famotidin mit der von Cimetidin verglichen. 45 Patienten mit oberer gastrointestinaler Blutung erhielten 2mal tgl. 20 mg Famotidin i.v., 50 Patienten 4mal tgl. 200 mg Cimetidin i.v. Während innerhalb der ersten 8 h kein Unterschied zwischen beiden Substanzen bestand, lag die Blutungsstillungsrate während der folgenden 48 h unter Famotidin immer leicht höher, ohne jedoch, in Anbetracht der geringen Patientenzahl, statistische Signifikanz zu erreichen. Blutungen aus einem gewöhnlichen Ulcus ventriculi sprachen auf Famotidin signifikant besser an als auf Cimetidin. Dagegen bestand kein Unterschied bei Blutungen aus einer akuten Schleimhautläsion bzw. einem Ulcus duodeni *Abb. 4* [12]. Das intragastrale pH-Wert-Verhalten wurde zusätzlich bei jeweils 5 Patienten unter Famotidin und Cimetidin während der ersten 48 h registriert.

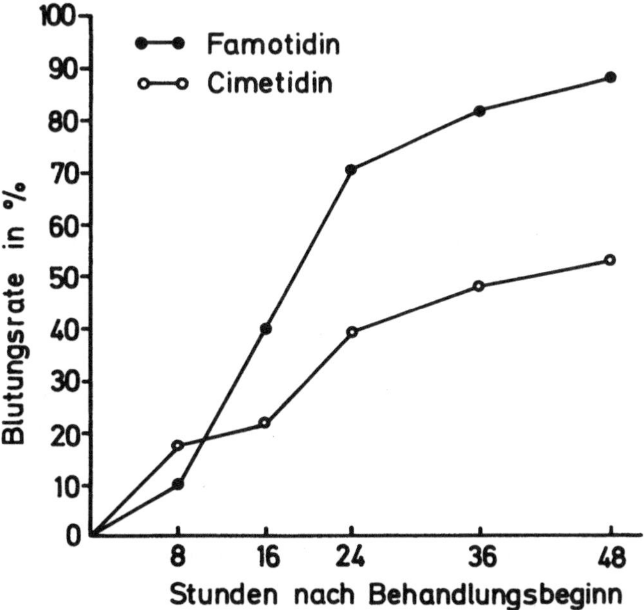

Abb. 4. Blutungsstillstand bei Patienten mit Ulcus-ventriculi-Erkrankungen unter 2mal tgl. 20 mg Famotidin i.v. bzw. 4mal tgl. 200 mg Cimetidin i.v. (Nach Kidokoro et al. 1984)

Die mittleren pH-Werte lagen unter Famotidin immer höher als unter Cimetidin.

In einer weiteren Studie konnte mit 2mal tgl. 20 mg Famotidin i.v. bei Patienten mit manifester Streßulcusblutung in 77% der Fälle ein Blutungsstillstand erzielt werden. Dieselbe Arbeitsgruppe beobachtete in einer noch nicht abgeschlossenen, mehr als 100 Risikopatienten umfassenden Gruppe, die 2mal tgl. 20 mg Famotidin i.v. zur Streßulcusblutungsprophylaxe erhalten hatten, keinen blutungsbedingten Todesfall [13].

Faßt man die in der Bundesrepublik Deutschland und in Japan erhobenen Befunde zusammen, so wurde Famotidin überwiegend in einer täglichen Dosierung von 2mal 20 mg i.v. an mehr als 500 Patienten geprüft. Unter dieser Medikation traten bei besonders streßulcusgefährdeten Patienten keine klinisch relevanten Blutungen auf. Dies legt den Schluß nahe, daß Famotidin bei dieser Indikation mindestens ähnlich wirksam ist wie die vergleichbaren Substanzen. Obwohl keine kontrollierten Studien hierzu vorliegen, ist diese Schlußfolgerung erlaubt, da der intragastrale pH-Wert unter Famotidin, wenn gemessen, immer höher lag als unter Cimetidin und Ranitidin.

Was den blutungsstillenden Effekt von 2mal tgl. 20 mg Famotidin i.v. bei manifester oberer gastrointestinaler Blutung anbelangt, so wurde übereinstimmend eine positive Wirkung bei akuter Schleimhautläsion und gewöhnlichem Ulcus ventriculi gesehen.

Diskussion

Der thiazolhaltige Histamin-H_2-Rezeptorantagonist Famotidin eignet sich aufgrund seiner hohen antisektretorischen Wirkstärke besonders für die spezielle Indikation der Streßulcusblutungsprophylaxe. Er kann meist in der niedrigen Dosierung von 2mal tgl. 20 mg i.v. eingesetzt werden. Diese Dosis liegt um den Faktor 4 – 6 niedriger als die von Ranitidin. Unter 2mal 20 mg Famotidin i.v. werden bei Risikopatienten intragastrale pH-Werte erreicht, die konstant oberhalb der kritischen Schwelle von 4,0 liegen. Hinzu kommt, daß die Wirkdauer von 20 mg Famotidin i.v. mindestens 10 – 12 h beträgt, sodaß eine zweimalige tägliche Gabe bei den meisten Patienten ausreichend ist. Diese einfache Handhabung entlastet das Pflegepersonal.

Wird Famotidin als kontinuierliche Dauerinfusion gegeben, dann sollte nach einer Initialdosis von 10 mg i.v. eine stündliche Dosis von 2 mg appliziert werden.

Ein weiterer Vorteil von Famotidin besteht darin, daß es, ähnlich wie Ranitidin, nicht den oxidativen Arzneimittelmetabolismus in der Leber stört. Dies trifft beispielsweise für Substanzen wie Lidocain, Warfarin, Diazepam, Theophyllin, Phenytoin etc. zu.

Dem fehlenden Interaktionspotential auf *hepatischer* Ebene kommt eine besondere Bedeutung zu, da streßulcusgefährdete Patienten auf Intensiveinheiten oft mit einer Vielzahl verschiedener Medikamente gleichzeitig behandelt werden müssen.

Ein weiterer Vorteil von Famotidin ist auch das fehlende Interaktionspotential auf *renaler* Ebene: Cimetidin, Ranitidin und Famotidin werden als basische Pharmaka zusätzlich aktiv tubulär sezerniert. Danach sind Störungen des renalen Eliminationsweges bei gleichzeitiger Gabe mit anderen basischen Arzneistoffen nicht auszuschließen. Erste Beispiele für derartige Interaktionen waren Befunde und Wechselwirkungen zwischen Procainamid und Cimetidin. Die renale Clearance von Procainamid und N-Acetylprocainamid wird durch Cimetidin und Ranitidin reduziert, was zu einer Zunahme der Fläche unter der Plasmakonzentrationszeitkurve (AUC) um ca. 60–80% bzw. 20–30% führt. Der fehlende Effekt von Famotidin erklärt sich durch die im Vergleich zu Cimetidin und Ranitidin deutlich niedrigeren Plasmaspiegel. Damit steht dem Intensivmediziner mit Famotidin erstmals ein H_2-Blokker zur Verfügung, der nach intravenöser Applikation den Abbau bzw. die Ausscheidung anderer gleichzeitig verabreichter Medikamente in Leber und Niere nicht beeinflußt [14, 15].

Ähnlich wie bei anderen H_2-Blockern sollte die i.v.-Gabe von Famotidin langsam erfolgen (als Kurzinfusion oder – noch besser – als Dauerinfusion). Dieses Vorgehen vermeidet kardiale Nebenwirkungen wie Bradykardien, Blutdruckabfall etc., wie sie nach rascher Bolusinjekton in seltenen Fällen mit anderen Substanzen beobachtet wurden.

In der letzten Zeit wird von verschiedenen Seiten gegen den Einsatz von H_2-Blockern in der Streßulcusprophylaxe vorgebracht, daß eine kontinuierliche Anhebung des intragastralen pH-Wertes über 4 zu einer vermehrten Besiedlung des Magens mit gramnegativen Bakterien und zu einer konsekutiven Absiedlung dieser Keime in das Tracheobronchialsystem komme. Dies führe zu einer erhöhten Rate nosokomialer Pneumonien. Besonders betroffen sollen davon langzeitbeatmete Patienten sein. Die Empfehlung einiger Autoren geht dahin, bei dieser besonderen Risikogruppe auf den Einsatz von H_2-Rezeptorantagonisten bzw. Antazida zu verzichten und stattdessen protektive Pharmaka wie Sucralfat einzusetzen, die keinen hemmenden Effekt auf die Säuresekretion ausüben. Eine kritische Sichtung der bisher vorliegenden Daten zeigt jedoch, daß der postulierte Infektionsweg (Aszension von Keimen aus dem Magen in die Lunge) derzeit höchst umstritten ist und daß außerdem die Wirksamkeit protektiver Pharmaka für diese Indikation als nicht gesichert angesehen werden kann.

Zusammenfassung

Wegen seiner ausgeprägten und lang anhaltenden antisekretorischen Wirksamkeit eignet sich der thiazolhaltige H_2-Blocker Famotidin besonders für die Streßulcusblutungsprophylaxe. Humanpharmakologische und klinische Studien an blutungsgefährdeten Intensivpatienten deuten darauf hin, daß eine Tagesdosis von 40 mg Famotidin i.v. in der Regel ausreicht, um den intragastralen pH-Wert adäquat über die kritische Schwelle von 3,5 und mehr anzuheben und das Auftreten von Blutungen zu verhindern. Bei dieser Indikation, die allerdings in der Bundesrepublik Deutschland noch nicht zugelassen ist, ist eine kontinuierliche Dauerinfusion einer intermittierenden i.v.-Bolusgabe vorzuziehen.

Studien aus Japan unterstreichen die Wirksamkeit von i.v.-Famotidin auch in der Therapie der manifesten oberen gastrointestinalen Blutung.

Wegen seines fehlenden Interaktionspotentials auf hepatischer und renaler Ebene bekommt Famotidin für den intensivmedizinischen Bereich besondere Bedeutung.

Literatur

1. Ryan R J, Vargas R, Mcmahon, F G, Chremos, A N (1986): Comparison of effects of oral and intravenous famotidine on inhibition of nocturnal gastric acid secretion. Amer J Med 81 [Suppl 4B]: 60 – 64
2. Bunney R, Wickerson, C R, Forrest, J A H et al (1987): Raising gastric pH: A comparison of intermittent boluses and constant infusions of famotidine. Ital J Gastroent 19, [Suppl Juno No 3]: 43
3. Merki H, Witzel, L, Langman, M et al (1987): Continous infusion of famotidine maintains high gastric pH in gastric duodenal ulcer. Gastroenterology 92: 1531
4. Richter W, Angerer M, Hamacher T, Londong W (1987): Dose-response study of famotidine i v on nocturnal intragastric pH in man Ital J Gastroent 19, [Suppl June No 3]: 41
5. Friedl W, Krier C, Dammann H G et al. (1985): I.v. Famotidin versus i v Ranitidin: Intragastrales pH-Verhalten bei chirurgischen Intensivpatienten. Z Gastroenterologie 23/11: 603 – 607
6. Naumann C P, Listyosuputro R, Casty E, Gremli Ch (1986): Streßulcer prevention in critically patients: Famotidine versus Ranitidine. Dig Dis Sci 31: 166
7. Adelt D (1988): Streßulcusprophylaxe in der neurochirurgischen Intensivtherapie (persönliche Mitteilung)
8. Kuhn P (1987): Prophylaxe von Streßulcusblutungen und Behandlung von Blutungen des oberen Gastrointestinaltrakts. Ergebnisse einer offen durchgeführten, prospektiven Studie mit Famotidin i v Therapiewoche Schweiz 3: 165 – 168
9. Aoki T (1987): Clinical benefits of intravenously administered famotidine in the tratment of upper gastrointestinal hemorrhage caused by peptic ulcer an stress ulcer disease. Scand J Gastroenterol 22 [Suppl. 134]: 41 – 45

10. Miyoshi A, Saketa T, Fukutomi H et al (1983): Hemostatic effect of famotidine on upper gastrointestinal hemorrhage. Med Consult Nes Remed 20/10: 2123 - 2132
11. Kidokoro T, Nagao F, Mito M et al (1983): Clinical study of famotidine on upper gastrointestinal hemorrhage. Jap Pharmacol Ther II/9: 3659
12. Kidokoro T, Nagao F, Mito M et al (1984): Clinical study of famotidine on upper gastrointestinal hemorrhage: Doubleblind comparison with cimetidine. Jap Pharamcol Ther 12/1: 333
13. Takemura H, Tsuchiya S, Sugiyama M (1986): Therapy and prophylaxis of acute stress ulceration using an H2-receptor antagonist. Dig Dis Sci 31/10:1965
14. Simon B, Bianchi-Porro G, Dammann H G (1986): (Hrsg.) Famotidin: Ein Fortschritt in der Therapie säurebedingter Erkrankungen. Thieme, Stuttgart New York
15. Müller P, Simon B, Dammann H G, Kommerell B (1987): Ulcus pepticum und H2-Blocker. De Gruyter, Berlin New York

Klinische Wirksamkeit von Famotidin: Ein Überblick

B. SIMON, H.-G. DAMMANN und P. MÜLLER

Einleitung

Der Histamin-H_2-Rezeptorantagonist Famotidin wurde 1985 in Japan zur Behandlung des peptischen Ulcusleidens eingeführt. Inzwischen ist er in vielen europäischen Ländern sowie in den Vereinigten Staaten von Amerika verfügbar. Die folgende Übersicht beschäftigt sich mit den Ergebnissen international durchgeführter Studien zur Wirksamkeit von Famotidin bei verschiedenen säurebedingten Erkrankungen des oberen Gastrointestinaltraktes.

Akut- und Langzeitbehandlung des Ulcus duodeni

Aus den Vereinigten Staaten von Amerika liegt eine plazebokontrollierte Dosisfindungsstudie vor, in der ca. 400 Patienten mit endoskopisch gesichertem Ulcus duodeni mit 3 verschiedenen Famotidindosierungen (2mal 20 mg tgl., 2mal 40 mg tgl., 1mal 40 mg nocte) über 4 – 8 Wochen behandelt worden waren. Kontrollendoskopien wurden nach 2, 4 und 8 Wochen durchgeführt, die Ulcusheilung war als vollständige Epithelialisierung des Ulcuskraters definiert.

Die 3 Famotidin-Dosierungen waren zu jedem Zeitpunkt einem Plazebo signifikant überlegen. Zwischen den einzelnen Famotidindosierungen ließen sich keine Unterschiede sichern. Dies bedeutet, daß die einmalige abendliche Gabe von 40 mg Famotidin genauso effektiv ist wie ein kontinuierlicher Säureschutz bei Tag und Nacht, wie er beispielsweise durch 2mal 20 mg tgl. gewährleistet wird. Bemerkenswerterweise hat auch die Verdoppelung der Tagesdosis auf 2mal 40 mg keinen überlegenen ulcusabheilenden Effekt. Die durchschnittlichen Abheilungsraten unter den drei Famotidin-Dosierungen lagen nach 2 Wochen bei 35 %, nach 4 Wochen bei 70 % und nach 8 Wochen über 80 %. Unter Plazebo wurden nur solche von 17 %, 31 % und 40 % gesehen (Tabelle 1) [1].

Ein vergleichbares Bild ergab sich auch hinsichtlich der Besserung der Ulcussymptomatik. Ab dem 2. – 3. Behandlungstag wa-

Tabelle 1. Ulcus-duodeni-Abheilungsraten aus einer USA-Studie. (Nach Gitlin et al. 1987)

Heilungs-rate [%]	Famotidin 40 mg nocte (n = 96)	2mal 20 mg/d. (n = 89)	2mal 40 mg/d. (n = 99)	Plazebo (n = 100)
Woche 2	32	38	34	17[a]
Woche 4	70	67	75	31[a]
Woche 8	83	82	82	45[a]

[a] $p < 0{,}05$

rung der Ulcussymptomatik. Ab dem 2. – 3. Behandlungstag waren signifikant mehr Patienten unter Famotidin beschwerdefrei als unter Plazebo. Auch hier zeigten sich keine Unterschiede zwischen den 3 Famotidin-Dosierungen *(Abb. 1)*.

Es ist nicht überraschend, daß 2mal 20 mg Famotidin tgl. bzw. 1mal 40 mg nocte gleiche Abheilungsraten induzieren: Aus humanpharmakologischen Studien weiß man, daß die 24stündige intragastrale Azidität unter 40 mg Famotidin tgl. zu 65 – 70% gehemmt wird. Bei der Einnahme der Tagesdosis zur Nacht wird überwiegend die nächtliche Säuresekretion inhibiert. Am darauffolgenden Tag ist keine nennenswerte Reduktion der Säuresekretion erkennbar. Bei Einnahme der Tagesdosis auf eine morgendliche und abendliche Teildosis ist die Hemmung der nächtlichen Säuresekretion etwas weniger ausgeprägt, dafür läßt sich während der Tagstunden eine signifikante Säurehemmung nachweisen.

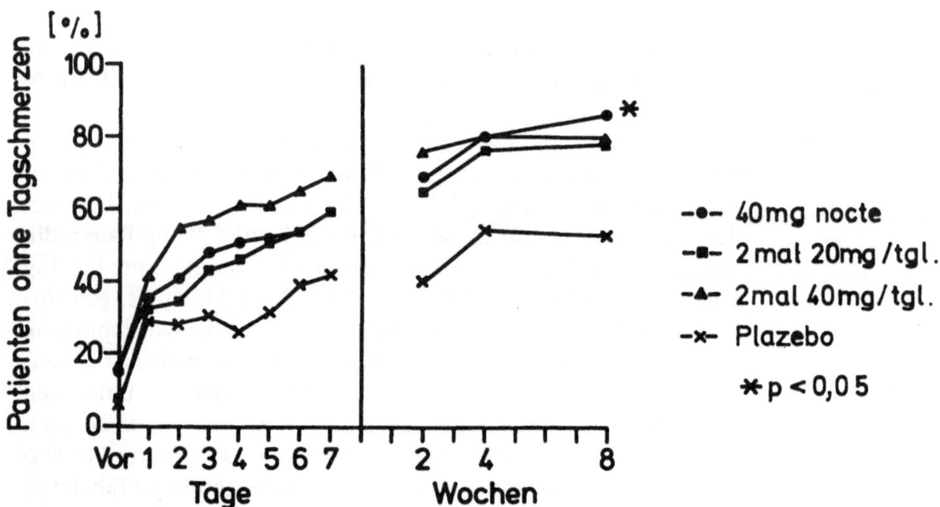

Abb. 1. Ulcus-duodeni-Studie in den USA: Verschwinden der Tagschmerzen unter den 3 verschiedenen Famotidindosierungen bzw. Plazebo. (Nach Gitlin et al. 1987)

In einer internationalen Famotidin Multicenterstudie wurde eine identisch aufgebaute Ulcus-duodeni-Studie an über 1000 Patienten durchgeführt, mit dem einzigen Unterschied, daß anstelle eines Plazebos als Vergleichssubstanz 2mal 150 mg Ranitidin tgl. verabreicht wurde [3].

Alle 3 Famotidin-Dosierungen waren hinsichtlich der Ulcusabheilung und Besserung des Beschwerdebildes ebenso wirksam wie die angewandte Dosierung von 2mal 150 mg Ranitidin tgl. Auch in dieser Studie ließen sich zwischen den 3 unterschiedlichen Famotidin-Dosierungen keine statistisch signifikanten Unterschiede erkennen, obwohl unter 2mal 40 mg tgl. nach 2, 4 und 8 Wochen eine geringe numerische Überlegenheit zu erkennen war (Tabelle 2) [2].

Tabelle 2. Ulcus-duodeni-Abteilungsraten aus einer internationaler Multizenterstudie

Heilungsrate [%]	Famotidin 40 mg nocte (n = 240)	Famotidin 2mal 20 mg/tgl. (n = 247)	Famotidin 2mal 40 mg/tgl. (n = 247)	Ranitidin 2mal 150 mg/tgl. (n = 246)
Woche 2	34	38	44	39
Woche 4	68	77	81	76
Woche 8	87	92	92	90

In dieser internationalen Studie lagen die Abheilungsraten nach 2 Wochen bei ca. 40%, nach 4 Wochen bei ca. 75% und nach 8 Wochen um die 90%. Für deutsche Verhältnisse liegen diese Abheilungsraten im unteren Bereich dessen, was man aus älteren vergleichbaren Ulcus-duodeni-Studien kennt. Zieht man aus einer vergleichbaren europäischen Studie (Bundesrepublik Deutschland, Italien und Österreich) die in Deutschland gewonnenen Daten heraus, so liegen letztere mit ca. 60% nach 14 Tagen, mit ca. 90% nach 4 Wochen und fast 100% nach 8 Wochen deutlich höher.

Aus Spanien werden die Ergebnisse von 2 multizentrisch durchgeführten Vergleichsstudien mitgeteilt, in denen Famotidin 40 mg nocte zum einen gegenüber 2mal 150 mg Ranitidin tgl. (n = 133), zum anderen gegenüber 2mal 400 mg Cimetidin tgl. getestet wurde. In beiden Studien ließ sich eine Äquieffektivität von 40 mg Famotidin nocte gegenüber den beiden etablierten H_2-Blokkern nachweisen *(Abb. 2)* [3, 4].

DOBRILLA et al. [5] verglichen erstmals direkt die Einmaldosierung zur Nacht von Famotidin und Ranitidin beim akuten Ulcus duodeni. Insgesamt wurden etwas mehr als 200 Patienten behandelt. Nach 4wöchiger Behandlungsdauer lagen die Abheilungs-

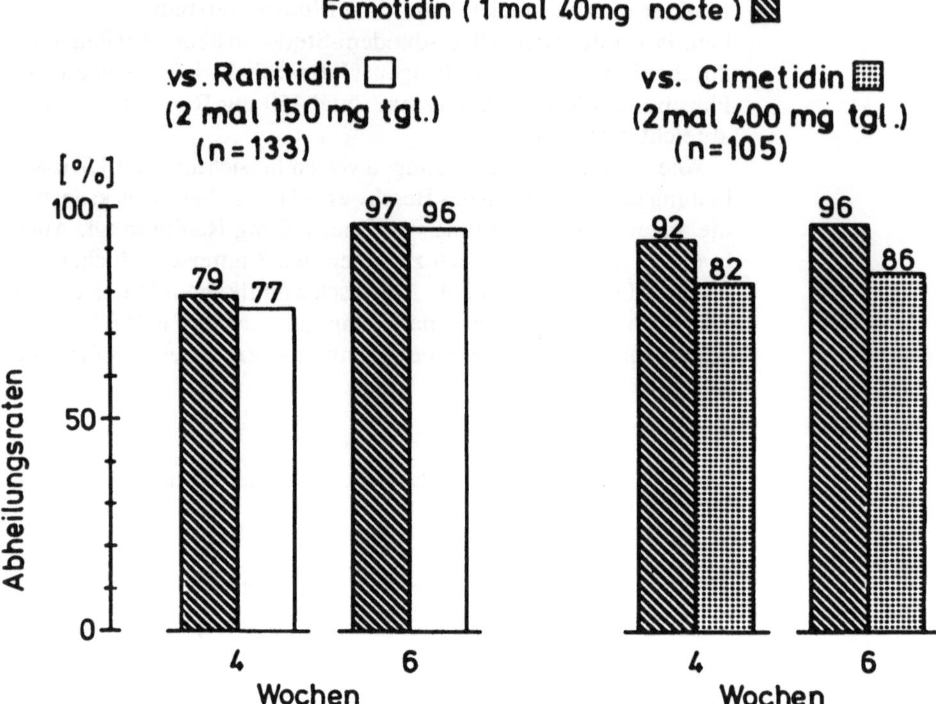

Abb. 2. Ulcus-duodeni-Abheilungsraten unter 40 mg Famotidin nocte: Vergleichsstudien mit 2mal 150 mg Ranitidin tgl. bzw. 2mal 400 mg Cimetidin tgl. (Spanische Multizenterstudie 1987)

raten unter 40 mg Famotidin nocte bzw. 300 mg Ranitidin nocte bei ca. 75%. Nach 6 Wochen stiegen sie auf ca. 90% an. Auch die Schmerzsymptomatik sprach unter beiden H_2-Rezeptorantagonisten gleich rasch an. Was die Besserung des postprandialen Völlegefühls bzw. Besserung von Sodbrennen anbelangt, konnte allerdings ein statistisch signifikanter Unterschied gesehen werden *(Abb. 3)*. Zu vergleichbaren Ergebnissen kam eine amerikanische Studie von 278 Patienten mit 40 mg Famotidin nocte bzw. 800 mg Cimetidin nocte [6].

Die eigentliche Herausforderung der modernen Ulcustherapie stellt die Langzeitprophylaxe dar. Wir wissen, daß Ulcera duodeni in einem sehr hohen Prozentsatz (50 – 80% pro Jahr innerhalb der ersten 12 Monate) rezidivieren. H_2-Rezeptorantagonisten waren die ersten Substanzen, mit denen eine medikamentöse Rezidivprophylaxe möglich wurde. Dieser Punkt hat entscheidend zur weltweiten Akzeptanz dieses Wirkprinzips beigetragen.

Für Famotidin liegen 2 international durchgeführte Langzeitstudien vor. In der *ersten* Studie wurden 20 mg Famotidin nocte und 40 mg Famotidin nocte gegenüber einem Plazebo an insgesamt

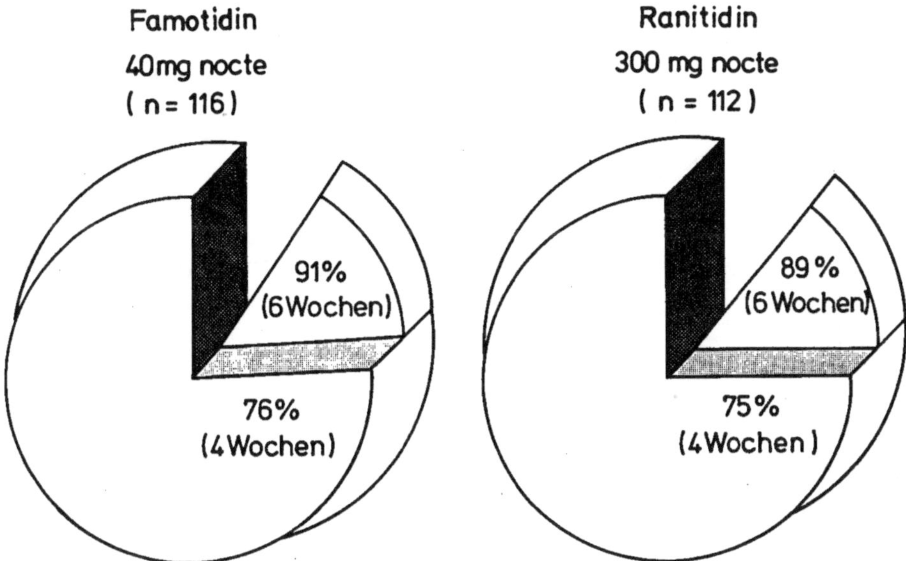

Abb. 3. Ulcus-duodeni-Abheilungsraten nach 4 und 6 Wochen unter 40 mg Famotidin nocte bzw. 300 mg Ranitidin nocte. Ergebnisse einer italienischen Multizenterstudie. (Nach Dobrilla et al. 1986)

300 Patienten geprüft. Nach endoskopisch gesicherter Abheilung des akuten Ulcus duodeni wurden die Patienten je nach Randomisierungscode einer der Behandlungsgruppen zugeteilt. Kontrolluntersuchungen erfolgten nach 3, 6 und 12 Monaten bzw. immer dann, wenn ein klinischer Verdacht auf das Vorliegen eines Rezidivs bestand. Während in der Plazebogruppe nach 12 Monaten ca. 50% der Patienten ein Rezidiv entwickelten, wurden unter 20 bzw. 40 mg Famotidin nocte Rezidive nur bei 20% der Patienten gesehen. Die Unterschiede zwischen Famotidin und Placebo waren nach 3, 6 und 12 Monaten signifikant; dagen ließ sich keine Überlegenheit der höheren Famotidin-Dosis gegenüber 20 mg nocte sichern *(Abb. 4)* [7].

In einer europäischen Multizenterstudie wurde ausschließlich 20 mg Famotidin nocte mit einem Plazebo verglichen. Auch hier wurden die Patienten nach 3, 6 und 12 Monaten wieder endoskopiert. Insgesamt 344 Patienten wurden in diese Studie aufgenommen. Die Plazebogruppe zeigte nach 12 Monaten eine Rezidivrate von nahezu 80%, während unter 20 mg Famotidin nocte nach dem gleichen Zeitraum nur etwa 38% Rezidive gesehen wurden ($p < 0{,}05$) *(Abb. 5)* [8].

Beide Studien unterstreichen die Wirksamkeit einer abendlichen Gabe von Famotidin in der Rezidivprophylaxe der Ulcus-duodeni-Erkrankung. Dies wird bereits mit einer Dosis von 20 mg nocte, der halben in der Akuttherapie eingesetzten, erreicht.

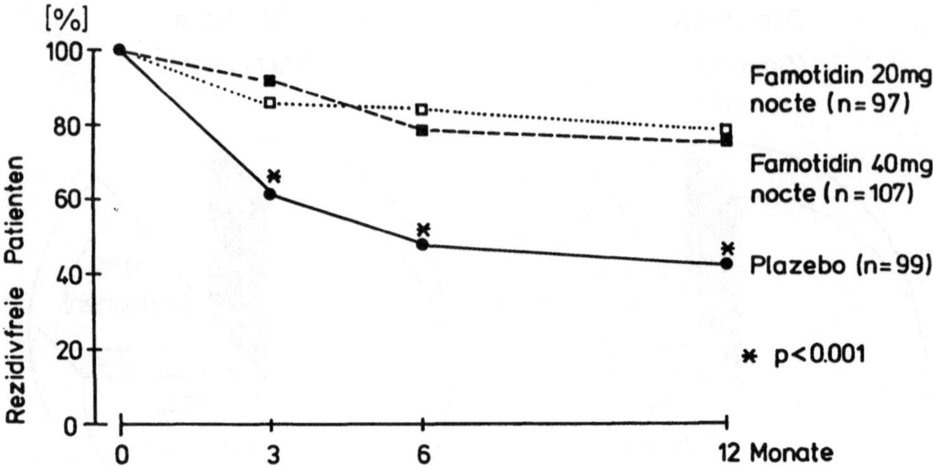

Abb. 4. Ulcus-duodeni-Rezidivraten (USA-Daten) unter einer Langzeitgabe von 20 bzw. 40 mg Famotidin nocte und Plazebo (Nach Texter et al. 1986)

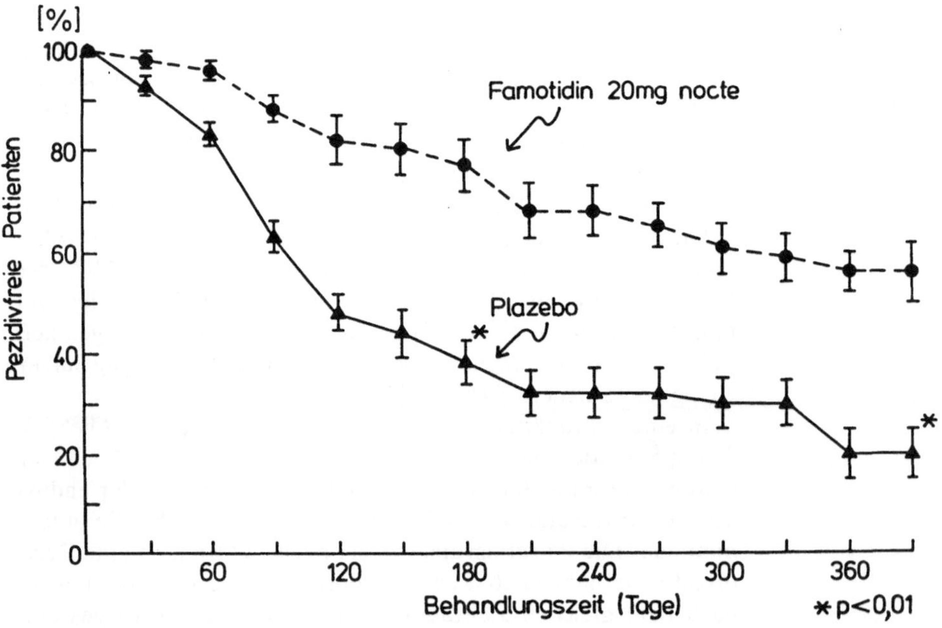

Abb. 5. Ulcus-duodeni-Rezidivraten (Europäische Daten) unter einer Langzeitgabe von 20 mg Famotidin nocte bzw. Plazebo. [8]

Benigne Ulcus-ventriculi-Erkrankung

Bei diesem Ulcustyp wurde mit Famotidin erstmals ein H_2-Rezeptorantagonist in der einmaligen abendlichen Dosierung (eine Tablette 40 mg) eingesetzt. In einer internationalen Multizenterstudie an ca. 340 Patienten wurde die Wirksamkeit von 40 mg Famotidin nocte direkt mit einem Plazebo verglichen. Endoskopische Kontrollen erfolgten nach 4, 6 und 8 Wochen.

Famotidin beschleunigte signifikant gegenüber Plazebo auch die Ulcus-ventriculi-Abheilung (Tabelle 3) [9].

Diese Untersuchung ist von wissenschaftlichem Interesse, da erstmals gezeigt werden konnte, daß die nächtliche Säuresekretion auch bei diesem Ulcustyp eine wichtige pathogenetische Rolle spielt. Bislang wurde die Säure bei diesem Ulcustyp als nicht entscheidend angesehen, andere Faktoren, wie beispielsweise Durchblutung und verminderte Mukosaresistenz etc., standen im Zentrum der pathogenetischen Überlegungen.

Auch beim Ulcus ventriculi war ein signifikanter Effekt auf das Ulcusbeschwerdebild erkennbar. Dies drückte sich einmal im raschen Rückgang der subjektiven Symptome, zum anderen auch im signifikant niedrigeren Antazidaverbrauch aus *(Abb. 6)* [10].

Aus Amerika sind 2 weitere Studien mit 40 mg Famotidin nocte beim Ulcus ventriculi publiziert worden. Die erste Studie war Plazebo-, die zweite Ranitidin-kontrolliert. Famotidin erwies sich dem Plazebo signifikant überlegen und gleich wirksam wie 2mal 150 mg Ranitidin tgl. [10].

Aus Spanien werden 2 multizentrisch durchgeführte Studien mitgeteilt, in denen 40 mg Famotidin nocte zum einen mit 2mal 150 mg Ranitidin tgl., zum andern mit 2mal 400 mg Cimetidin tgl. verglichen wurde. Gegenüber Ranitidin zeigte sich nach 4 und 8 Wochen eine Äquieffektivität, während zwischen Famotidin und Cimetidin nach 4 Wochen ein signifikanter Unterschied festzustellen war. Einschränkend sei darauf hingewiesen, daß beide Studien an relativ kleinen Patientenkollektiven durchgeführt wurden *(Abb. 7)* [11, 12].

Tabelle 3. Zusammenstellung der international durchgeführten Studien zur Wirksamkeit von 40 mg Famotidin nocte in der Akutbehandlung der Ulcus-ventrikuli-Erkrankung. (Nach Humphries 1987)

Heilungs-rate	Studie 1 USA Fam. vs. Plazebo (n = 336)	Studie 2 Intern. vs. Plazebo (n = 304)	Studie 3 USA Fam. vs. Ranitidin (n = 195)
Woche 4	45 / 39	47 / 31	52 / 53
Woche 6	66[b] / 44	65[b] / 46	74 / 74
Woche 8	78[a] / 64	80[b] / 56	88 / 85

[a] $p \leqq 0{,}05$ [b] $p \leqq 0{,}01$

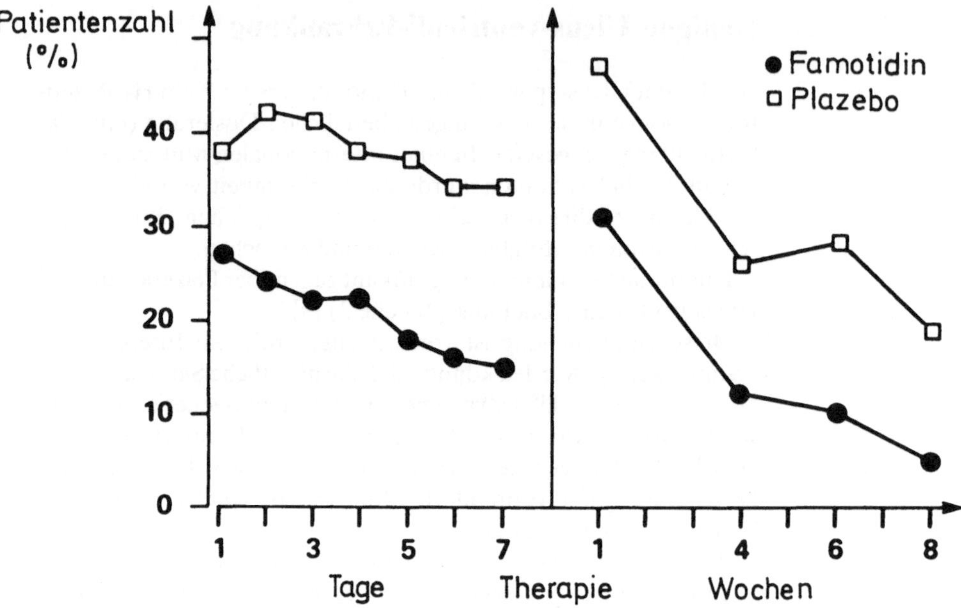

Abb. 6. Niedrigerer zusätzlicher Antazidaverbrauch unter 40 mg Famotidin nocte beim Ulcus ventriculi im Vergleich zu einem Plazebo (Europäische Multizenterstudie 1987)

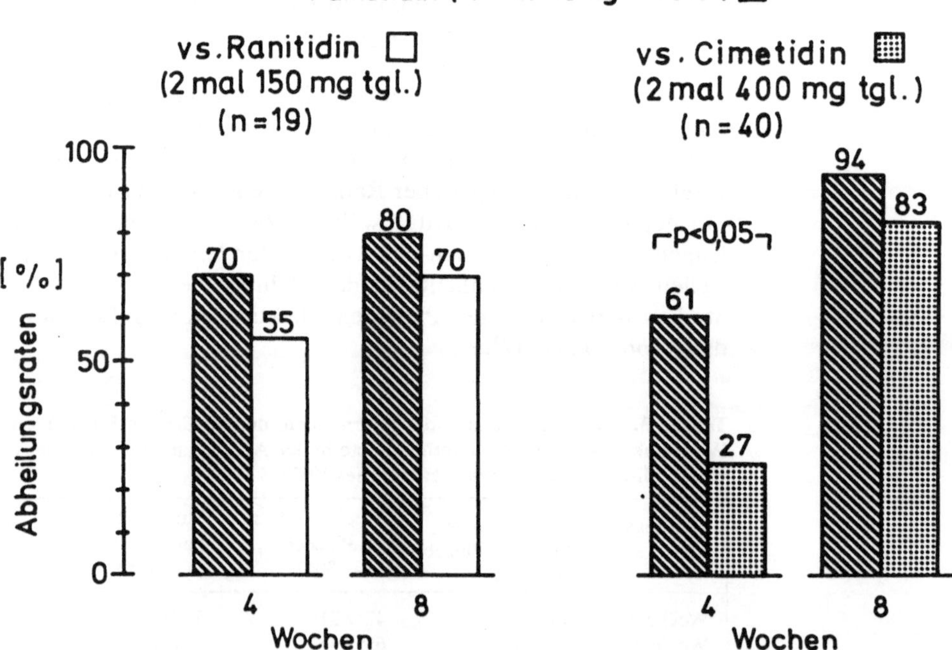

Abb. 7. Akutbehandlung der Ulcus-ventriculi-Erkrankung mit 40 mg Famotidin nocte: Spanische Vergleichsstudien (1987) mit 2mal 150 mg Ranitidin tgl. bzw. 2mal 400 mg Cimetidin tgl.

Zollinger-Ellison-Syndrom

Seit Einführung der H_2-Rezeptorantagonisten hat sich die Therapie des Zollinger-Ellison-Syndroms grundlegend geändert. Während früher die totale Gastrektomie das Behandlungsverfahren der Wahl war, gelingt es heute, mit dieser Substanzgruppe allein oder in Kombination mit Anticholinergika die pathologisch gesteigerte Säuresekretion wirkungsvoll und dauerhaft zu unterdrücken. Famotidin ist bei diesem Krankheitsbild besonders geeignet, da es die Säuresekretion stärker und länger anhaltend unterdrückt als Cimetidin und Ranitidin. Es kann daher in einer weitaus niedrigeren täglichen Dosis und in größeren Zeitabständen eingesetzt werden.

In einer amerikanischen Vergleichsstudie wurden die minimalen Tagesdosen aller 3 H_2-Blocker, die die Säuresekretion adäquat reduzieren, bei insgesamt 9 Zollinger-Ellison-Syndrom-Patienten ermittelt. Es zeigte sich, daß 240 mg Famotidin äquivalent einer Tagesdosis von 2,1 g Ranitidin bzw. 7,8 g Cimetidin waren. Dies bedeutet ein antisekretorisches Wirkverhältnis von 1 : 8 : 32 *(Abb. 8)* [13].

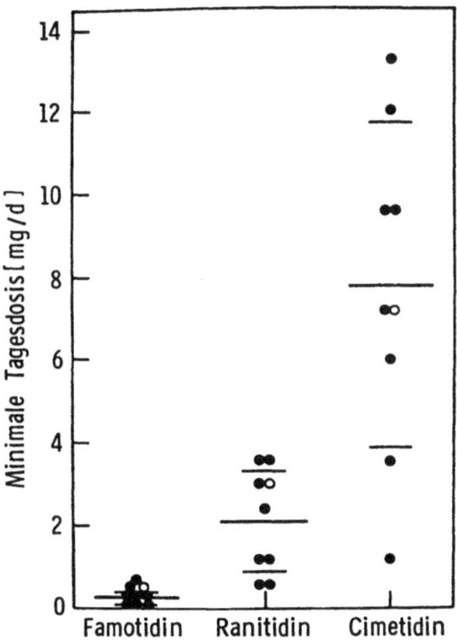

Abb. 8. Minimale Tagesdosierungen von Famotidin. Ranitidin und Cimetidin bei 9 Zollinger-Ellison-Syndrom-Patienten (Nach Howard et al. 1985)

Refluxösophagitis

Bisher liegen nur wenige Untersuchungen zur Wirksamkeit von Famotidin bei diesem Krankheitsbild vor. Publiziert wurde eine japanische Pilotstudie, bei der eine Tagesdosis von 40 mg Famotidin bis zu 16 Wochen gegeben wurde. Nach dieser Zeit heilten 80% der Patienten ihre erosiven Veränderungen ab *(Abb. 9)* [14]. Der schmerzlindernde Effekt setzte bereits zwischen der zweiten und vierten Woche ein.

Möglicherweise ist eine Tagesdosis von 40 mg Famotidin nicht bei allen Patienten mit erosiver Refluxösophagitis ausreichend. Aufgrund pharmakologischer Untersuchungen weiß man, daß die Zahl der sauren Refluxepisoden unter 2mal 40 mg Famotidin tgl. noch wirkungsvoller reduziert wird.

Rezidivulcus im operierten Magen

Aus Japan liegt eine offene Studie bei ca. 60 Patienten mit Rezidivulcus im operierten Magen vor. Diese Ulzera bilden sich unter 40 mg Famotidin tgl. genauso rasch zurück wie Ulzera im nichtoperierten Magen: Die Heilungsrate lag nach 4 bis 6 Wochen bei ca. 80% *(Abb. 10)* [15].

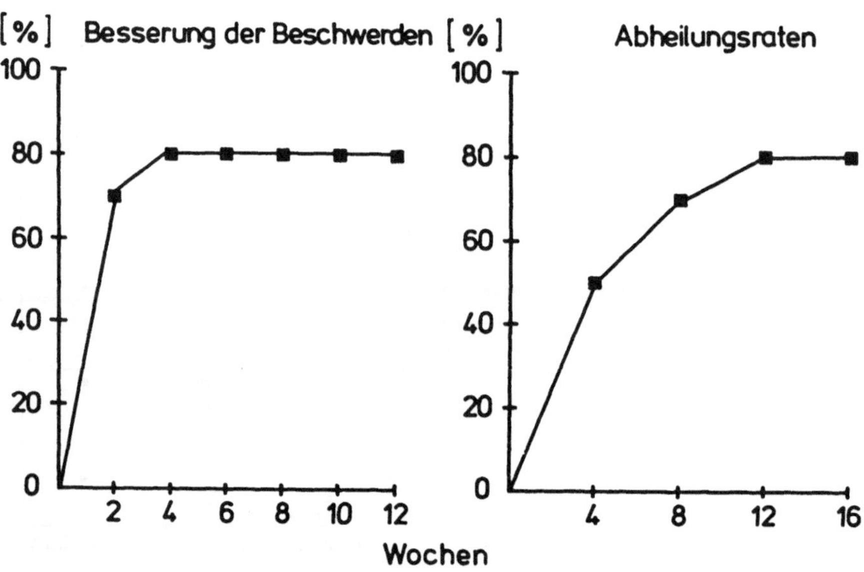

Abb. 9. Wirksamkeit von 40 mg Famotidin nocte in der Behandlung der erosiven Refluxösophagitis. Ergebnisse einer japanischen Pilotstudie (n = 24). (Nach Sekiguchi et al. 1987)

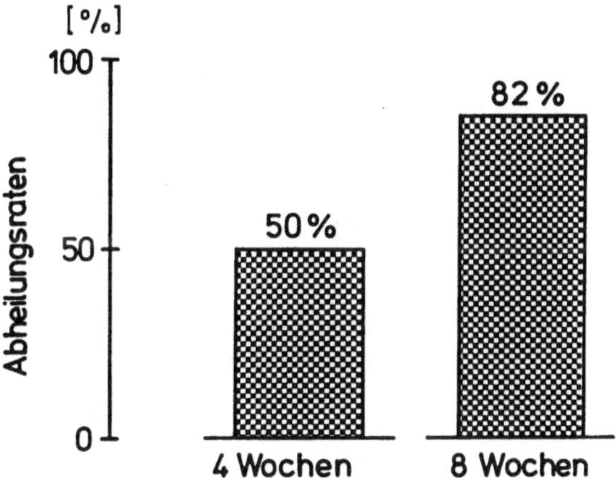

Abb. 10. Wirksamkeit von Famotidin beim Anastomosenulkus. Ergebnisse einer offenen japanischen Studie (n = 68). (Nach Saigenji et al 1987)

Zusammenfassung

Die folgende Zusammenstellung gibt einen Überblick über die Dokumentation der klinischen Wirksamkeit von Famotidin bei verschiedenen säurebedingten Erkrankungen des oberen Gastrointestinaltraktes.

Dokumentation der klinischen Wirksamkeit von Famotidin (Stand Dezember 1987)

Ulcus duodeni	
● akut	+
● Langzeit	+
Ulcus ventriculi	
● akut	+
● Langzeit	?
ZES	+
Anastomosenulkus	+
Refluxösophagitis	?
Streßulcusblutungsprophylaxe	+

▷ Famotidin heilt Ulcera duodeni et ventriculi beschleunigt gegenüber Plazebo und vergleichbar rasch mit Cimetidin und Ranitidin ab. In allen Studien wurde auf die rasch einsetzende Linderung der Ulcusbeschwerden unter 40 mg Famotidin nocte aufmerksam gemacht.

▷ Famotidin ist auch in der Rezidivprophylaxe der Ulcus-duodeni-Erkrankung wirksam. Durch Gabe von 20 mg Famotidin nocte wird während eines Zeitraums von mindestens 6 – 12 Monaten die Anzahl der Ulcusrezidive verglichen mit Plazebo auf über die Hälfte reduziert.

- ▷ Klar dokumentiert ist auch die Wirksamkeit von Famotidin beim Zollinger-Ellison-Syndrom. Bei diesem Krankheitsbild zeigt sich sehr eindrucksvoll die hohe antisekretorische Wirkstärke von Famotidin.

- ▷ Eine Tagesdosis von 40 mg Famotidin ist auch wirksam in der Behandlung des Rezidivulcus im operierten Magen.

- ▷ Zur Wirksamkeit von Famotidin bei einer erosiven Refluxösophagitis und in der Rezidivprophylaxe der Ulcus-ventriculi-Erkrankung liegen bislang keine bzw. wenige Daten vor. Sie ist Inhalt derzeit laufender Studien.

Literatur

1. Gitlin N, McCullough A J, Smith J L, Mantell G, Berman R (1987): A multicenter, double-blind, randomized, placebocontrolled comparison of nocturnal and twice-a-day famotidine in the treatment of active duodenal ulcer disease. Gastroenterology 92, 48 – 53
2. Bianchi-Porro G, Dicenta C, Cook Th, Humphries T J (1987): Review of unextensive world-wide study of a new H2-receptor antagonist famotidine as compared to ranitidine in the treatment of acute duodenal ulcer. Journ of Clin Gastronoenterol 9 (Suppl 2), 14 – 18
3. Rodrigo L, Viver J, Conchillo F, Barrio E et al (1987): A multicentric, randomized, double-blind study comparing famotidine versus cimetidine in the treatment of active duodenal ulcer disease. Ital J Gastroenterol 19 [Suppl 3]: 67
4. Pajares J, Pique J, Guardia J et al (1987): A multicenter, randomized, double-blind study comparing famotidine versus ranitidine in the treatment of active duodenal ulcer disease. Ital J Gastroenterol 19 [Suppl 3]: 68
5. Dobrilla G, De Pretis G, Piazzi L et al (1987): Comparison of oncedaily bedtime administration of famotidine and ranitidine in the short-term treatment of duodenal ulcer. A multicenter, double-blind, controlled study. Scand J Gastroenterol 22 [Suppl 134]: 21 – 28
6. Mann S G, Cottrell J (1987): Single night-time dosis of famotidine and cimetidine in duodenal ulcer: A double-blind comparative study. Ital J Gastroenterol 19 [Suppl 3]: 68
7. Texter E C, Navab F, Mantell G, Berman R (1986): Maintenance therapy of duodenal ulcer with famotidine. A multicenter United States study. Amer J Med 81 [Suppl 4B]: 25 – 32
8. Stadelmann O, Groh E (1986): Rezidivprophylaxe der Ulcus-duodeni-Erkrankung mit Famotidin. In: Simon B, Bianchi Porro G, Dammann H G, (Hrsg) Famotidin. Ein Fortschritt in der Therapie säurebedingter Erkrankungen. Thieme, Stuttgart, S, 71 – 76
9. Dammann H G, Walter T. A, Hentschel E, Müller P, Simon B (1987): Famotidine: Proven once-a-day treatment for gastric ulcer. Scand J Gastroenterol 22 [Suppl 134]: 29 – 33

10. Humphries T et al (1988): Clinical experience with famotidine 40 mg at night in the acute treatment of benign gastric ulcer. United States Data (in press)
11. Martin L, Ruiz-Capellan R, Dicenta C (1987): A randomized, double-blind study comparing famotidine with ranitidine in the treatment of benign gastric ulcers. Ital J Gastroenterol 19 [Suppl 3], 66
12. Rodrigo M, Castro J, Pleguezuelo J et al (1987): A randomized double-blind study comparing famotidine with cimetidine in the treatment f benign gastric ulcers. Ital J Gastroenterol 19 [Suppl 3]: 66
13. Howard J M, Collen M J, Cherner J A et al (1985): Famotidine: An effective H2-antagonist for the therapy of Zollinger Ellison syndrome (ZES). Gastroenterology 88: 1026 – 1033
14. Sekiguchi T, Nishioka T, Kogure M et al (1987): Once-daily administration of famotidine for reflux esophagitis. Scand J Gastroenterol 22 [Suppl 134]: 51 – 54
15. Saigenji K, Fukotomi H, Nakazawa S (1987): Famotidine: Postmarketing clinical experience. Scand J Gastroenterol 22 [Suppl 134]: 34 – 40

Das Verträglichkeitsprofil von Famotidin

H.-G. DAMMANN, M. DREYER, P. MÜLLER und B. SIMON

Die ausgesprochen niedrige Nebenwirkungsrate der Histamin-H_2-Rezeptorantagonisten trägt einen wesentlichen Anteil zum weltweiten Erfolg dieser Substanzklasse in der Therapie säurebedingter Erkrankungen bei. Unerwünschte Begleiteffekte sind nur selten klinisch relevant und nie irreversibel. Im Nebenwirkunsspektrum der einzelnen H_2-Rezeptorantagonisten ergeben sich jedoch z. T. deutliche Unterschiede. So weist der erste H_2-Rezeptorantagonist Cimetidin bereits in therapeutischen Dosen antiandrogene Nebenwirkungen auf und führt darüber hinaus auf hepatischer Ebene durch eine unspezifische Bindung an das Zytochrom P_{450} zu einer Hemmung des Metabolismus von zahlreichen Arzneimitteln. Nach intravenöser Zufuhr von Cimetidin (> 200 mg) steigt der Serumprolaktinspiegel signifikant an. Der zweite verfügbare Histamin-H_2-Rezeptorantagonist Ranitidin weist in therapeutischen Dosen diese Nebenwirkungen nicht auf [1]. Die geringere Nebenwirkungsrate unter Ranitidin ist im Vergleich zum Cimetidin möglicherweise auf seine höhere Selektivität am Histamin-H_2-Rezeptor der Parietalzelle des Magens zurückzuführen. Alle neuentwickelten H_2-Rezeptorantagonisten werden an diesem günstigen Sicherheits- und Verträglichkeitsprofil des Ranitidins gemessen.

Da Histamin-H_2-Rezeptoren nicht nur im Magen, sondern auch im übrigen Gastrointestinaltrakt und darüberhinaus insbesondere im Cerebrum, im Herzen und in der Lunge lokalisiert sind, ist es in der Tat ein wesentliches Ziel von Neuentwicklungen, die Selektivität der H_2-blockierenden Wirkung zu erhöhen, um über diesen Weg extragastrische Wirkungen sicher zu vermeiden.

Der Thiazol-H_2-Rezeptorantagonist Famotidin ist seit 1985 in zahlreichen Ländern der westlichen Welt im klinischen Gebrauch. In der Bundesrepublik Deutschland steht dieser neue H_2-Rezeptorantagonist seit Mai 1986 zur Verfügung. Famotidin weist wie die übrigen H_2-Blocker Cimetidin und Ranitidin eine hohe klinische Effektivität auf. Aufgrund seiner ausgeprägten antisekretorischen Wirksamkeit ist Famotidin in einer täglichen Dosierung von nur 40 mg bei nahezu allen säurebedingten Erkrankungen einsetzbar. Es besteht die Hoffnung, daß diese niedrige Tagesdosis Ausdruck einer höheren Selektivität ist, die eine noch niedrigere Nebenwirkungsrate ermöglicht, die bisher unter H_2-Blockern zu beobachten war.

Keine antiandrogenen Begleiteffekte, Arzneimittelinteraktionen und erhöhte Prolaktinsekretion unter Famotidin

Tierexperimentelle und humanpharmakologische In-vitro- und In-vivo-Untersuchungen zeigen, daß dem Famotidin antiandrogene Begleitwirkungen fehlen [2, 3], die intravenöse Applikation dieses H_2-Blockers (20 mg) die Prolaktinsekretion unbeeinflußt läßt [2] (Abb. 1) und keine Arzneimittelinteraktionen nachweisbar sind

Fehlende Endokrine Effekte von Famotidin (40 mg tgl. über 4 Wochen)

Kein Einfluß auf Hormonspiegel

Insulin,
Glukagon,
Parathormon,
Glukokortikoide,
Prolaktin,
Testosteron,
Dehydroepiandrosteron.

Famotidin: Arzneimittelinteraktionen – In-vitro-Studien

Einfluß auf:	Famotidin	Ranitidin	Cimetidin
N-Demethylierung	minimal	–	deutlich
Zytochrom P_{450}-System	minimal	minimal	deutlich
O-Deäthylierung	minimal	minimal	deutlich
Demethylierung	minimal	minimal	deutlich

Famotidin: Arzneimittelinteraktionen – Tierexperimentelle Studien

		Interaktionen	
Substanz	Famotidin	Ranitidin	Cimetidin
Hexobarbital	–	–	+
Antipyrin	–	–	+
Warfarin	–	–	+
Diazepam	–	–	+
Propranolol	–	–	+

H_2 – Blocker und Arzneimittelwechselwirkungen

Hepatische Elimination	Cimetidin	Ranitidin	Famotidin
Lidocain	+	–	–
Theophyllin	+	–	–
Phenytoin	+	–	–
Diazepam	+	–	–
Propranolol	+	–	–
Warfarin	+	–	–
Antipyrin/Aminopyrin	+	–	–

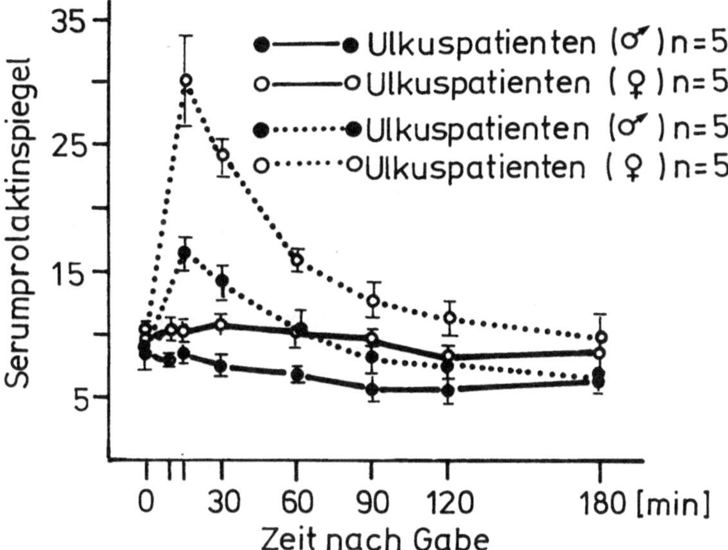

Abb. 1. Serumprolaktinspiegel nach i.v.-Gabe von Famotidin (20 mg) und Cimetidin (200 mg)

[4 – 7]. Cimetidin und Ranitidin reduzieren bereits in therapeutischer Dosierung signifikant die renale Ausscheidung von Procainamid und N-Acetyl-Procainamid [8, 9]. Diese beiden H_2-Rezeptorantagonisten und das Procainamid bzw. sein Metabolit N-Acetyl-Procainamid folgen wie auch das Kreatinin dem gleichen tubulären Sekretionsweg. Die mit mindestens 800 mg bzw. 300 mg dosierten H_2-Blocker Cimetidin und Ranitidin führen so zu einer Verdrängung des Procainamids und des Kreatinins am Ausscheidungsort. Unter gleichzeitiger Gabe von Famotidin (40 mg) erfolgt dagegen die renale Procainamidausscheidung regelrecht [9].

Verträglichkeitsprofil von Famotidin unter oraler Gabe

Das Verträglichkeitsprofil von Famotidin wird durch Daten aus internationalen, randomisiert und doppelblind durchgeführten, z. T. plazebokontrollierten klinischen Therapiestudien an insgesamt 4266 Patienten eindeutig definiert. Darüberhinaus sind z. Zt. für die Erfassung des klinischen Nebenwirkungsspektrums neuer H_2-Rezeptorantagonisten nach deren Zulassung groß angelegte Therapieüberwachungsstudien (sog. Postmarketingstudien) unverzichtbar. Im Falle von Famotidin sind bis heute weltweit mehr als 22000 Patienten in Postmarketingstudien erfaßt worden. In der Bundesrepublik, in Japan und in Holland wurden in derartigen

Untersuchungen 10814, 8285 bzw. 518 Patienten mit Famotidin 40 mg/tgl. behandelt.

Kontrollierte Kurzzeittherapiestudien

Zwischen 2476 und 842 Patienten, die mit Famotidin bzw. einem Plazebo behandelt wurden, ergab sich hinsichtlich klinisch faßbarer Nebenwirkungen und laborchemischer Abweichungen kein signifikanter Unterschied (13,0 vs. 14,6%). Bekanntermaßen ist im Vergleich zu Postmarketingstudien die Nebenwirkungshäufigkeit bei kontrollierten klinischen Untersuchungen immer wesentlich höher. Typische Nebenwirkungen der H_2-Blocker wie Kopfschmerzen, aber auch Diarrhöen, Nausea, Verwirrtheit, Obstipation, Erbrechen und abdominelle Schmerzen traten in nahezu identischer Häufigkeit unter beiden Therapieformen auf (Tabelle 1). Die Lebertransaminasen γ-GOT und γ-GPT waren unter Famotidin und Plazebo in 3,1 bzw. 2,6% und 1,1 bzw. 0,6% der Fälle erhöht. Diese Unterschiede erreichten keine statistische Signifikanz. Der erste H_2-Rezeptorantagonist, der klinisch geprüft wurde, das Metiamid, führte zu ausgeprägten Leukozytendepressionen mit z. T. letal verlaufenden Agranulzytopenien, die die weitere klinische Entwicklung dieses H_2-Blockers zwangsläufig beendeten. Auch unter Cimetidin wurden verschiedentlich Leukozytopenien bzw. Agranulozytosen beschrieben [10]. Es ist deshalb bemerkenswert, daß Leuko- bzw. Neutropenien und Thrombozytopenien unter Famotidin und Plazebo in nahezu identischer Inzidenz auftraten (Tabelle 2).

Tabelle 1. Verträglichkeitsprofil: klinische Nebenwirkungen bei oraler Kurzzeittherapie (4–8 Wochen) mit Famotidin (40 mg/tgl) vs. Plazebo Famotidin (n = 2476) Plazeba (n = 842)

	[%]		[%]
Kopfschmerz	4,7	Kopfschmerz	4,7
Diarrhö	1,7	Diarrhö	1,9
Nausea	1,7	Nausea	1,7
Vierwirrtheit	1,3	Verwirrtheit	1,1
Obstipation	1,2	Flatulenz	1,4
Erbrechen	1,1	Erbrechen	1,8
Abdominalschmerzen	1,1	Abdominalschmerzen	1,8

Tabelle 2. Verträglichkeitsprofil in kontrollierten klinischen Studien bei oraler Kurzzeittherapie (4–8 Wochen) mit Famotidin (40 mg/tgl.) vs. Plazebo

Pathologische Laborparameter *Famotidin (n = 2476)*		*Plazebo (n = 842)*	
Leberwerte [%]			
γ-GOT	3,1	γ-GOT	1,1
γ-GPT	2,6	γ-GPT	0,6
Alkalische Phosphatase	0,4	Alkalische Phosphatase	0,6
Hämatologie [%]			
Leukopenie/Neutropenie	0,6	Leukopenie/Neutropenie	0,4
Thrombopenie	0,1	Thrombopenie	0,2
Leukozytose	0,9	Leukozytose	0,1

Kontrollierte Langzeittherapiestudien

Das Nebenwirkungsspektrum unter einer Langzeittherapie (6 – 12 Monate) zur Rezidivprophylaxe des Ulcus duodeni ist von besonderer klinischer Bedeutung. Hierzu liegen Erfahrungen aus einer amerikanischen und einer internationalen Langzeittherapiestudie vor. In der amerikanischen Studie wurden über 12 Monate 204 Patienten mit Famotidin 20 oder 40 mg nocte und 99 mit einem Plazebo behandelt. Auch hier ergab sich in einer Zwischenauswertung im Vergleich zum Plazebo unter 2 verschiedenen Famotidindosen kein Unterschied in der Häufigkeit von Nebenwirkungen (4,9 vs.7,1%). Dies gilt für H_2-Blocker typische Nebenwirkungen wie Kopfschmerzen und Pruritus, aber auch für abdominelle Schmerzen, Obstipation, Dyspepsie und Parästhesien (Tabelle 3).

Tabelle 3. Verträglichkeitsprofil: Anzahl der klinischen Nebenwirkungen bei oraler Langzeittherapie (12 Monate) mit Famotidin (20 oder 40 mg nocte) vs. Plazebo

Nebenwirkungen	Famotidin (n = 54) 40 mg nocte	 (n = 57) 20 mg nocte	Plazebo (n = 66)
Abdominalschmerzen	3	3	4
Obstipation	2	1	1
Dyspepsie	1	2	2
Kopfschmerzen	4	2	4
Parästhesien	2	1	0
Pruritus	0	2	0
Gesamtzahl der Patienten mit Nebenwirkungen	7 (13 %)	13 (23 %)	29 (44 %)

In der international durchgeführten Langzeittherapiestudie über 6 Monate wurden in der Famotidin (20 mg nocte)- und Plazebogruppe 306 bzw. 339 Patienten aufgenommen. Die Gesamtrate klinischer Nebenwirkungen betrug unter Famotidin 1,6 und unter Placebo 3,5%. Interessanterweise fehlen in der mit Famotidin behandelten Patientengruppe Nebenwirkungen, die relativ häufig unter H_2-Blockertherapie beobachtet werden, wie Verwirrtheitszustände und Kopfschmerzen (Tabelle 4). In einer Zwischenauswertung von 167 und 177 Patienten, die mit Famotidin bzw. Plazebo behandelt wurden, zeigten sich bei 5,6 bzw. 2,8% der Patienten Normabweichungen wichtiger Laborparameter. Bei 3 von 7 Patienten wurden als möglich oder wahrscheinlich zusammenhängend mit der Famotidin-Behandlung gewertet: erhöhte Werte von γ-GPT, alkalischer Phosphatase und Bilirubin. Wegen pathologisch erhöhter Laborwerte mußte kein Patient aus der Studie ausgeschlossen werden. Kein pathologischer Laborwert erwies sich als klinisch bedeutungsvoll [11] (Tabelle 5).

Tabelle 4. Verträglichkeitsprofil: Anzahl der klinischen Nebenwirkungen bei oraler Langzeittherapie (6 Monate) mit Famotidin (20 mg nocte) vs. Plazebo

Famotidin (n = 306)		*Plazebo* (n = 339)	
Asthenie	1	Nausea	1
Obstipation	1	Erbrechen	1
Alopezie	1	Verwirrtheit/Nervosität	4
Pruritus	2	Abdominalschmerzen	3
		Alopezie	1
		Urtikaria	2
Gesamt	5 (1,6 %)		12 (3,5 %)

Tabelle 5. Pathologische Laborparameter bei oraler Langzeittherapie (6 Monate) mit Famotidin (20 mg nocte) vs. Plazebo

	Famotidin 20 mg nocte (n = 167) [%]	Plazebo (n = 177) [%]
Alkalische Phosphatase	0,6	0
Gesamtbilirubin	0,6	0
BKS	1,2	1,1
Hämoglobin	0	0,6
Hämatokrit	0	0,6
Erythrozytenzahl	0	0,6
Transaminasen	1,8	0
Gesamtleukozytenzahl	1,8	0

Postmarketingstudien in Holland, Japan und der Bundesrepublik Deutschland

Die holländische Postmarketingüberwachungsstudie umfaßt z. Zt. 518 Patienten, von denen keiner eine Nebenwirkung entwickelte.

In der japanischen Postmarketingstudie wurden 8285 Patienten, die wegen peptischer Ulzera, Refluxösophagitis, oberer gastrointestinaler Blutung und im Rahmen einer Streßläsionsprophylaxe Famotidin erhielten, ausgewertet. Die Gesamtnebenwirkungsrate liegt mit insgesamt 1,18 % sehr niedrig. Hämatologische, gastrointestinale und allergische Nebenwirkungen werden mit 0,23, 0,22 und 0,07 % angegeben. Unerwünschte Herz-Kreislauf-Effekte wie z. B. Bradykardien ergaben sich in keinem Fall (Tabelle 6).

Tabelle 6. Verträglichkeitsprofil: japanische Postmarketingstudie (n = 8285) der klinischen Nebenwirkungen bei einer Kurzzeittherapie mit Famotidin (20–40 mg/tgl.)

	[%]		[%]
Gastrointestinaltrakt	0,22	Hämatologie	0,23
Obstipation	0,14	Leukozytose	0,01
Diarrhöen	0,02	Leukopenie	0,08
Erbrechen	0,02	Eosinopenie	0,05
Übelkeit	0,02	Thrombopenie	0,05
Hypersensitivität	0,07	Herz-Kreislauf	0,00
Hautveränderungen	0,06		
Juckreiz	0,02		

In dieser Untersuchung wurden Normabweichungen von Laborparametern ebenfalls nur sehr selten beobachtet. Pathologisch erhöhte Leberenzymwerte (γ-GOT, γ-GPT) traten nur bei 0,59 und 0,1 % aller behandelten Patienten auf. Interessanterweise wurde in keinem Fall eine Erhöhung des Kreatininwerts beobachtet (Tabelle 7).

Tabelle 7. Verträglichkeitsprofil: japanische Postmarketingstudie (n = 8285) der Pathologischen Laborparameter bei einer Kurzzeittherapie mit Famotidin (20–40 mg/tgl.)

	[%]
AST	0,59
ALT	0,33
Alkalische Phosphatase	0,46
γ-GT	0,10
Kreatinin	0,00

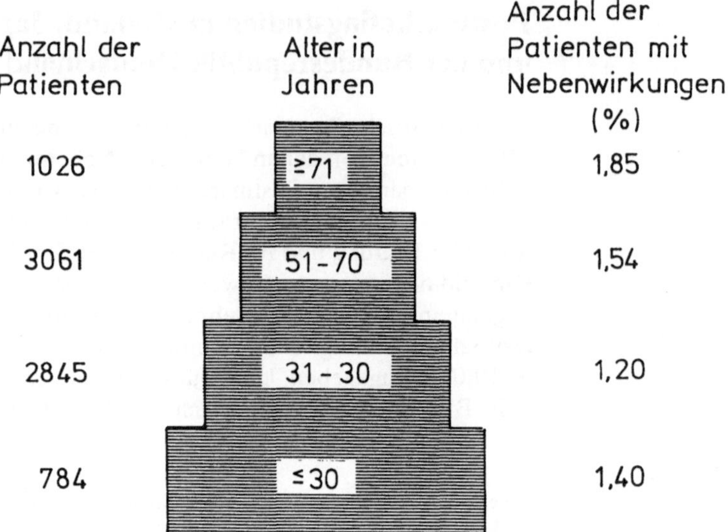

Abb. 2. Verträglichkeitsprofil von Famotidin: Häufigkeit von Nebenwirkungen mit steigendem Alter

In der japanischen Verträglichkeitsstudie ergab sich kein eindeutiger Zusammenhang zwischen der Inzidenz von unerwünschten Begleiteffekten und dem Lebensalter der Patienten. 30jährige und jüngere Patienten wiesen eine Nebenwirkungsrate von 1,4%, 71jährige und ältere von 1,85% auf (Abb. 2).

In der deutschen Postmarketinguntersuchung betrug die Gesamtinzidenz von unerwünschten Begleiteffekten 2,01%. Weit über 8000 Patienten erhielten wegen eines Ulcus duodeni bzw.

Tabelle 8. Verträglichkeitsprofil: deutsche Postmarketingstudie (n = 10814) der klinischen Nebenwirkungen bei einer oralen Kurzzeittherapie mit Famotidin (40 mg/tgl.)

	[%]
1. Mundtrockenheit	0,43
2. Diarrhö	0,31
3. Müdigkeit	0,26
4. Obstipation	0,20
5. Kopfschmerzen	0,17
6. Flatulenz	1,17
7. Hautveränderungen	1,12
8. Brustspannung	0,09
9. Schwindel	0,08
10. Libidoverlust	0,03
11. Verwirrtheit	0,02
12. Impotenz	0,01

nahezu 2000 Patienten wegen eines Ulcus ventriculi Famotidin in einer täglichen Dosierung von 40 mg. Am häufigsten wurden Flatulenz und Hautveränderungen mit 1,17 und 1,12% und in absteigender Reihenfolge Mundtrockenheit, Diarrhöe, Müdigkeit und Obstipation (0,43 – 0,20%) beobachtet (Tabelle 8).

In allen Postmarketingstudien blieb das Geschlecht ohne Einfluß auf Art und Häufigkeit der Nebenwirkungen.

Verträglichkeitsprofil von Famotidin unter intravenöser Gabe

In der japanischen Verträglichkeitsstudie erhielten 1924 Patienten Famotidin (20 – 40 mg/tgl.) intravenös. 24 Patienten, das sind 1,25%, entwickelten unter i.v.-Applikation Nebenwirkungen. Hämatologische Begleiteffekte stellten sich bei 0,31% der Patienten ein, wobei 0,16% eine Leukozytopenie, 0,05% eine Granulozytopenie und 0,1% eine Eosinophilie aufwiesen. Erhöhte Leberwerte (γ-GOT, γ-GPT, alkalische Phosphatase) ergaben sich in 0,57, 0,21 und 0,16% der Fälle. Wiederum blieb der Serumkreatininwert unbeeinflußt (Tabelle 9).

Tabelle 9. Verträglichkeitsprofil: japanische Postmarketingstudie (n = 1924) der pathologischen Laborparameter bei einer intravenösen Kurzzeittherapie mit Famotidin (20–40 mg/tgl.)

Hämatologie	[%]	*Leber*	[%]
Leukozytose	0	γ-GOT	0,57
Leukopenie	0,16	γ-GPT	0,57
Granulozytopenie	0,05	Alkalische Phosphatase	0,21
Eosinophilie	0,10	Gesamtbilirubin	0,05
Thrombozytopenie	0		
Niere	[%]		
N Harnstoff	0		
Kreatinin	0		

Die täglich applizierte i.v.-Dosis betrug 20 bis 40 mg. 194 Patienten wurden mit 20 mg behandelt. In diesem Dosisbereich wurde bei keinem der Patienten eine Nebenwirkung beobachtet. Bei der i.v.-Applikationsform ergab sich ebenfalls in einem Altersbereich von 20 bis 70 Jahren keine Beziehung zwischen der Inzidenz der Nebenwirkungen und dem Lebensalter. 21- bis 30jährige Patienten wiesen eine Nebenwirkungshäufigkeit von 0,94%, 61- bis

70jährige von 0,8% auf. Erst jenseits des 70. Lebensjahres, insbesondere jenseits des 80. Lebensjahres stellten sich bei 276 bzw. 91 behandelten Patienten Nebenwirkungsraten von 1,81 bzw. 4,4% ein.

Kommentar

Famotidin ist seit 1986 in der Bundesrepublik verfügbar und hat sich im klinischen Alltag bereits vielfältig bewährt. Dieser neue H_2-Rezeptorantagonist erfüllt die Sicherheits- und Verträglichkeitskriterien, die heute an einen modernen H_2-Rezeptorantagonisten gestellt werden müssen. Famotidin weist im Gegensatz zum Cimetidin keine antiandrogenen Nebenwirkungen auf, es führt nicht zu einem pathologischen Prolaktinanstieg nach i.v.-Applikation und zu Arzneimittelinteraktionen. Famotidin entfaltet keine antiandrogenen Begleiteffekte. Das Verträglichkeitsprofil von Famotidin ist darüber hinaus durch kontrollierte klinische Kurz- und Langzeittherapiestudien und durch sogenannte Postmarketinguntersuchungen für die orale und intravenöse Applikationsform eindeutig dokumentiert. Alter und Geschlecht der Patienten ließen die Nebenwirkungsrate unbeeinflußt. Klinisch relevante unerwünschte Begleiteffekte stellten sich nicht ein. Unter Famotidin lag die Inzidenz klinischer Nebenwirkungen relativ niedrig (Tabelle 10).

Tabelle 10. Die häufigsten klinischen Nebenwirkungen unter Famotidin

	Famotidin [%] (n = 19617)
Diarrhö	0,18
Übelkeit/Erbrechen	0,6
Hautausschlag/Juckreiz	0,09
Schwindel	0,08
Kopfschmerzen	0,17
Obstipation	0,16

Die ausgesprochen niedrige Nebenwirkungsrate in den Postmarketingstudien und die nahezu identische Nebenwirkungsinzidenz unter Famotidin und Plazebo in den kontrollierten Kurzzeit- und Langzeittherapiestudien weisen darauf hin, daß mit dem Famotidin ein selektiver H_2-Rezeptorantagonist gefunden wurde, der nahezu ausschließlich die Histamin-H_2-Rezeptoren der Parietalzelle belegt und nur sehr selten unerwünschte extragastrische Wirkungen aufweist.

Literatur

1. Simon B, Müller P, Dammann H G, Kommerell B (1981): Adverse effects of cimetidine and safety profile of ranitidine In: Misieviecz J.J., K. G Wormsley KG leds The clinical use of ranitidine. The second International Symposium on Ranitine. pp 58 – 64
2. Hayakama A, Che K, Kiyoshi A, Harasawa S, Miwa T, Makabatake T (1984): Properties of famotidine in relation to safety. Ital J Gastroenterol. 16: 174 – 17
3. Liang T (1984): Absence of androgen receptor affinity für MK-208, a new H_2-receptor antagonist. Clin Res 32: 283 A
4. Somerville KW, Kitchingman GA, Langman MJS (1986): Effect of famotidine on oxidative drug metabolism. Eur J Clin Pharmacol 30 [suppl 3]: 279 – 81
5. Zimmermann R, Harenberg J, Kramer H J et al. (1985): Interaction of famotidine with oral anticoagulation. Dtsch Med Wochenschr 110: 1097-8
6. Chremos an, Lin J H, Yeh FC et al. (1986): Famotidine does not interfere with disposition of theophylline in man. Comparison to cimetidine. Clin Pharmacol Ther 39: 187
7. Locniscar A, Grennblatt D J, Harmatz et al. (1986): Interaction of diazepam with famoditine and cimetidine, tho H_2-receptor antagonists. J Clin Pharmacol 26: 299 – 303
8. Somoguyi A, Mc:Ean A, Heinzow B (1983): Cimetidine-procainamide pharmacokinetic interaction in man. Evidence of competition for tubuar secretion of basic drugs. Eur J Clin Pharmacol 25: 339 – 45
9. Klotz U, Arvela P, Rosenkranz B (1985): Famotidine, a new H_2-receptor antagonist, does not affect hepatic elimination of diazepam or tubular secretion of procainamide. Eur J Clin Pharmacol 28: 671 – 5
10. Dammann H G, Dörner M, Greten H (1981): Cimetidin und Granulozytopenie. Dtsch Med Wochenschr 106: 1272 – 74
11. Paoluzzi P, Carratelli L, Pietroiusti A, Agnello M, Carracciolo F, Carratu R (1987): Safety and tolerance of famotidine. In: Simon B, Bianchi Porro G, Dammanmn HG Thieme-Verlag 1987, pp 107 – 116 Famotidine. Int Symposium, Berlin. Thieme, Stuttgart, pp 107 – 116

Pharmakokinetik und -dynamik von Famotidin bei Patienten mit terminaler Niereninsuffizienz

U. GLADZIWA, U. KLOTZ, D.R. KRISHNA, H. SCHMITT, W.M. GLÖCKNER, H. MANN

Einleitung

Bei Niereninsuffizienz besteht eine erhöhte Inzidenz für das Auftreten peptischer Ulzera und gastrointestinaler Blutungen, die z. T. auf eine Magensäurehypersekretion, z. T. auf eine Hypergastrinämie zurückgeführt werden (GOLDSTEIN et al. 1967; RITZ et al. 1971; VENKATESWARAN et al. 1972; SHEPHERD et al. 1973; MILITO et al. 1983, 1985).

Histamin-H_2-Rezeptorenblocker gehören zu den am häufigsten bei der Behandlung des peptischen Ulkus eingesetzten Medikamenten. Famotidin, ein relativ neuer Wirkstoff, ist bezüglich der Säuresuppression ungefähr 6mal wirksamer als Ranitidin und 30mal wirksamer als Cimetidin (bezogen auf das Molekulargewicht). Nach i.v.-Gabe werden bei nierengesunden Probanden ungefähr 72 % der Dosis unverändert über die Niere ausgeschieden, wobei die renale Clearance etwa 222 bis 304 ml/min beträgt und damit die glomeruläre Filtrationsrate übersteigt (TAKABATAKE et al. 1985; KROEMER u. KLOTZ 1987). Dies deutet darauf hin, daß bei der Elimination von Famotidin die tubuläre Sekretion eine wichtige Rolle spielt. Die Plasmahalbwertszeit und das Steady-state-Verteilungsvolumen bei normalen Probanden liegen nach früheren Berichten bei 2,6 – 3,6 h bzw. 1,13 – 1,14 l/kg. Die Halbwertszeit ist bei Patienten mit eingeschränkter Nierenfunktion verlängert, und die Gesamtkörperclearance (CL) hängt von der Nierenfunktion ab (TAKABATAKE et al. 1985; KROEMER u. KLOTZ, 1987).

Angesichts des niedrigen Molekulargewichts (m = 337,4) und der geringen Plasmaeiweißbindung des Famotidin (etwa 15 %, KROEMER u. KLOTZ, 1987) könnte möglicherweise durch extrakorporale Blutreinigungsmethoden ein großer Anteil der Dosis eliminiert werden. Die Untersuchungen von TAKABATAKE et al. (1983) und HALSTENSON et al. (1986) ergaben, daß die Halbwertszeit bei Nierenpatienten während der Dialyse ungefähr 4mal länger (6mal länger im dialysefreien Intervall) war als bei nierengesunden Probanden. Bei einer derart eingeschränkten Elimination besteht die Gefahr der Kumulation, die unerwünschte Wirkungen zur Folge haben kann.

Deshalb sind genaue Kenntnisse über die Pharmakokinetik und -dynamik von Substanzen, die überwiegend renal eliminiert werden, bei terminaler Niereninsuffizienz und verschiedenen Blutreinigungsverfahren von klinischer Relevanz.

Methodik

Patienten und Protokoll

26 Patienten (17 Männer und 9 Frauen) im Alter von 24 - 73 (durchschnittlich 50) Jahren mit akutem Nierenversagen oder terminaler Niereninsuffizienz wurden nach Aufklärung und Zustimmung in die Studie aufgenommen. Die Studie stand im Einvernehmen mit den ethischen Normen der Deklaration von Helsinki (1964) in ihrer 1975 in Tokio überarbeiteten Fassung. Je nach Schweregrad des Nierenversagens und je nach Blutreinigungsmethode wurden die Patienten in 6 Gruppen aufgeteilt (vergleiche Tabelle 1). Zusätzlich dienten 6 Patienten (4 Männer und 2 Frauen) mit normaler Nierenfunktion in der pharmakodynamischen Untersuchung als Kontrollgruppe.

Pharmakinetik

Alle Patienten erhielten 20 mg Famotidin intravenös als Bolus. Die Pharmakokinetik wurde bei 2 Patientengruppen untersucht. Die Gruppen 1 und 2 waren jeweils Patienten im dialysefreien Intervall bzw. während der kontinuierlichen Hämofiltration (CHF). Einzelheiten der verschiedenen Blutreinigungsverfahren gibt Tabelle 2 wieder. Die CHF wurde über einen Gesamtzeitraum von 9 – 38 h durchgeführt. Bei den Gruppen 1 und 2 wurden den Patienten 0,25, 0,5, 1, 2, 3, 6, 12, 24 und 48 h nach Verabreichung des Wirkstoffs Venenblutproben entnommen. Bei den Patienten der Gruppe 3 wurde eine 24stündige kontinuierliche ambulante Peritonealdialyse (CAPD) durchgeführt. Alle CAPD-Patienten waren stabil, da sie seit mindestens 2 Monaten keine Anzeichen für eine Peritonitis geboten hatten. Bei jedem Patienten wurde 4mal täglich ein Beutelwechsel von jeweils 2,0 l durchgeführt. Die Patienten erhielten Famotidin i.v. zu Beginn der Dialyse. 4, 8, 12 und 24 h danach wurden Blutproben und zusätzliche Proben aus jedem Beutel entnommen. Aus dem während der Zeiträume von 0 - 12, 12 - 24, 24 - 48 und 48 – 72 h gesammelten Urin wurden aliquote Teile aufbewahrt. Bei den Patienten der Gruppen 4 und 5 wurden Hämodialysen (HD) (mit 2 verschiedenen Dialysatoren im intraindividuellen Vergleich) beziehungsweise Hämofiltrationen (HF) durchgeführt, und Famotidin wurde 4 h vor Dialysebeginn verabreicht. Blutentnahmen erfolgten zu Beginn und am Ende der HD und zu Beginn, während und nach Beendigung der HF aus der arteriellen Seite. Proben aus Filtrat/Dialysat wurden zu verschiedenen Zeitpunkten der Blutreinigungsverfahren entnommen. Da die Bestimmung von Medikamenten in mehreren hundert l Dialysat schwierig ist, wurde ein Dialysatteiler benutzt, der den abfließenden Dialysatstrom im Verhältnis 1:10 aufteilt. Der kleinere Teil wurde während der Dialyse gesammelt, während der größere Teil verworfen wurde (SCHÄFER et al. 1986).

Tabelle 1. Patientendaten

Patient [Geschlecht]	Alter [Jahre]	Gewicht [kg]	Hkt	Albumin [g/l]	CL (Krea) [ml/min]	Dialysedauer [Monate]	Diagnose
1. Kinetische Untersuchung (im dialysefreien Intervall):							
HG (m)	60	76	26	48	3	3	Goodpasture-Syndrom
MB (w)	63	61	25	51	3	8	Chronische Glomerulonephritis
US (w)[a]	24	52	30	79	0	69	Chronische Pyelonephritis
RL (w)[a]	52	66	22	50	5	63	Analgetikanephropathie
KP (m)[a]	62	64	29	51	0	38	Zystennieren
MU (w)	61	43	31	70	0	102	Zystennieren
2. Untersuchung von Kinetik und Ausscheidung (während der CHF):							
GR (m)	63	70	33	55	< 5	–	Akutes Nierenversagen
HK (m)	58	75	29	57	< 5	–	
HW (m)	73	67	31	42	< 5	–	
HP (w)	61	80	24	46	0	–	
3. Untersuchung der Ausscheidung (während der CAPD):							
KE (m)	52	66	21	59	5	2	Chronische Glomerulonephritis
HT (m)	50	68	29	64	3	17	Diabetische Nephropathie
WC (m)	30	66	30	66	3	15	
HW (m)	57	71	30	63	7	3	
4. Untersuchung der Ausscheidung (während der HD):							
HB (m)	44	56	24	75	< 5	11	Chronische Glomerulonephritis
RG (m)	46	62	32	–	0	36	Diabetische Nephropathie
WL (m)	28	64	33	74	< 5	20	Chronische Glomerulonephritis
MH (m)	31	79	25	77	0	39	Mesangioproliferative Glomerulonephritis
5. Untersuchung der Ausscheidung (während der HF):							
GR (w)	57	108	25	65	5	1	Akutes Nierenversagen
MD (w)	56	58	29	61	0	132	Zystennieren
HS (w)	58	52	21	69	< 5	11	Analgetikanephropathie
KW (w)	59	60	30	75	0	79	Chronische Pyelonephritis
6. Untersuchung der Pharmakodynamik (im dialysefreien Intervall):							
FH (m)[a]	62	100					Akutes Nierenversagen
WS (m)[a]	70	60					Chronische Glomerulonephritis
WL (m)[a]	28	63					
HH (m)[a]	59	82					

[a] Langzeit-pH-Metrie

Tabelle 2. Blutreinigungsverfahren

	CHF	CAPD	HD	HF
Dauer [h]	24,3 ($\bar{x}$)	24	5	4,2 ($\bar{x}$) 20 l Filtrat
Blutfluß [ml/min]	50	–	180	350
Dialysatfluß; Filtratfluß [ml/min]	10 – 15	6	500	85
Membran (Fläche in m^2)	Polysulfon (1,35)	Peri-toneum	(a) Cuprophan (1,3)	Polyacryl-nitril (1,4)
		–	(b) Polysulfon (1,25)	
Modell	Ultra-flux AV 600	–	(a) BL 613/H (b) Hemoflow F 60	PAN 200
Hersteller	Fresenius AG Ober-ursel, BRD	–	(a) Bellco Mirandola, Italien (b) Fresenius AG, Ober-ursel, BRD	Asahi Medical Tokio, Japan

Der kleinere Teil wurde während der Dialyse gesammelt, während der größere Teil verworfen wurde (SCHÄFER et al. 1986).

Famotidinbestimmung

Alle Proben wurden bis zur Analyse bei −20 ° C gelagert. Famotidin wurde im Plasma, Dialysat bzw. Filtrat und Urin (verdünnt mit 0,067 M Phosphatpuffer pH 7,4) mittels der HPLC-Methode von KROEMER u. KLOTZ (1987) bestimmt, die folgendermaßen abgewandelt wurde: Anstelle von Cimetidin wurde Metiamid als interner Standard verwendet (1,0 μg/ml). Das Eluat aus der Kieselgelsäule (Baker-System) wurde bei 40 ° C unter N_2 getrocknet, der Rückstand in $NaHCO_3$ (50 mM) gelöst und dann mit Ethylacetat (4 ml) extrahiert. Die abgetrennte organische Phase wurde unter N_2 bei 40 ° C verdampft. Der Rückstand wurde in Ethylacetat (100 μl) gelöst, und 80 μl wurden in das HPLC-System injiziert. Die untere Nachweisgrenze der Methode lag bei 10 ng/ml im Plasma und 25 ng/ml im Dialysat/Urin. Der Variationskoeffizient betrug bei den Bestimmungen 5,5 bzw. 8,2 %.

Berechnung der kinetischen Parameter

Die primären pharmakokinetischen Parameter (C_1, C_2, λ_1, λ_2) bei den Probanden der Gruppen 1 und 2 wurden errechnet, nachdem die Werte der Plasmakonzentrationszeitkurve mit Hilfe eines Programmes der »nichtlinearen Regression der kleinsten Fehlerquadrate« (PECK u. BARRETT, 1979) entsprechend einem offenen Zweikompartimentmodell angepaßt worden waren. Die Verteilungs- und die terminalen Halbwertszeiten wurden aus den Gleichungen $0{,}693/\lambda_1$ bzw. $0{,}693/\lambda_2$ berechnet.

Die Gesamtkörperclearance und das Verteilungsvolumen wurden aus den Gleichungen

$$CL = \text{Dosis}/AUC \text{ und}$$
$$V_{ss} = (k_{12} + k_{21})\, V_1/k_{21}$$

berechnet. Die Fläche unter der Plasmakonzentrationszeitkurve (AUC) wurde mit der Trapezregel bis zum letzten Meßwert für die Plasmakonzentration (C_{END}) berechnet und dann anhand der Formel C_{END}/λ_2 bis Unendlich extrapoliert. Die Parameter k_{12}, k_{21} und V_1 wurden unter Verwendung der primären Parameter berechnet (WAGNER 1975).

Die Plasmahalbwertszeit bei den CAPD-, HD- und HF-Patienten wurde anhand der halblogarithmischen Kurve mit einem linearen Regressionsprogramm berechnet.

Pharmakodynamik

Die durch Famotidin supprimierte Magensäuresekretion wurde bei 7 Dialysepatienten und bei 6 Patienten mit normaler Nierenfunktion mittels einer pH-Sonde untersucht. Der intragastrale pH wurde mit einem Langzeit-pH-Meter (Digitrapper MK II, Synectics Medical) kontinuierlich über 24 h aufgezeichnet. Transnasal wurde eine Antimon-pH-Elektrode bis in den Magenkorpus vorgeschoben und verblieb dort für 24 – 48 h. Die Patienten vermerkten während der pH-Messung alle Tätigkeiten, um diese Faktoren bei der Interpretation der Meßwerte zu berücksichtigen.

Statistische Analyse

Zum Vergleich zwischen den Mittelwerten der prozentual eliminierten Dosis bei den beiden Kurzzeitverfahren (HD vs. HF) und den Langzeitverfahren (CAPD vs. CHF) sowie zum Vergleich zwischen den Mittelwerten der pharmokokinetischen Parameter in den Gruppen 1 und 2 wurde der t-Test nach Student angewendet. Bei allen diesen Tests wurde eine Signifikanzgrenze von $p < 0{,}05$ verwandt.

Ergebnisse

Abbildung 1 zeigt die Famotidinplasmaspiegelverläufe bei Patienten mit terminaler Niereninsuffizienz im dialysefreien Intervall. Der Konzentrationsverlauf bei CHF-Patienten hat eine signifikant ($p < 0{,}05$) kürzere terminale Halbwertszeit. Die Verteilungshalbwertszeit im dialysefreien Intervall war derjenigen bei Patienten unter CHF nahezu gleich. Die Plasmaclearance bei Patienten un-

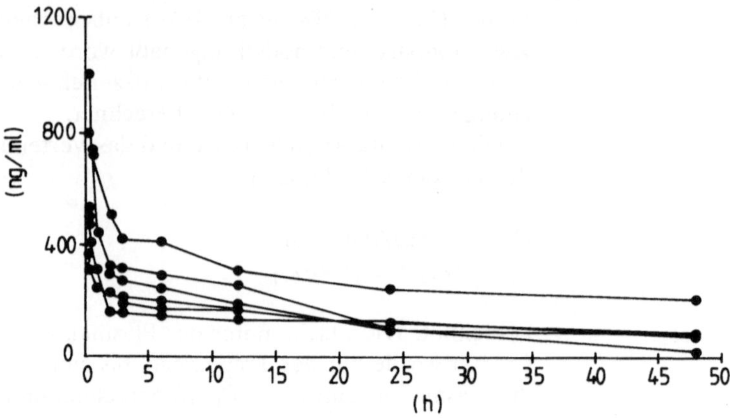

Abb. 1. Famotidinplasmaspiegel nach einer einmaligen i.v.- Bolusinjektion (20 mg) bei 6 Patienten mit terminaler Niereninsuffizienz im dialysefreien Intervall

ter CHF war signifikant ($p < 0,05$) höher als bei den Patienten im dialysefreien Intervall. Beim Verteilungsvolumen gab es zwischen den beiden Gruppen keine ausgeprägten Unterschiede (vgl. Tabelle 3).

Die Mittelwerte und ihre Standardabweichungen für Halbwertszeit, Menge und Prozentsatz der unter CAPD, HD und HF eliminierten Dosis sind in Tabelle 4 aufgeführt. Alle CAPD-Patienten (s. Tabelle 1) hatten eine Restdiurese, und die im 24 h-Urin ausgeschiedene Menge war signifikant ($p < 0,05$) höher als die durch Peritonealdialyse eliminierte Menge. Zudem war die mit der CAPD eliminierte Menge signifikant ($p < 0,05$) kleiner als die mit der CHF in 24 h entfernte Menge (s. Tabelle 4). Bei Hämodialysepatienten konnte der Dialysator mit der Polysulfonmembran signifikant höhere ($p < 0,05$) Wirkstoffmengen entfernen als der mit der Cuprophanmembran. Die innerhalb von 5 h eliminierte Famotidinmenge (extrapoliert) war bei der HF fast genau-

Tabelle 3. Pharmakokinetische Parameter von Famotidin (Mittelwert ± SD) bei Patienten mit terminaler Niereninsuffizienz im dialysefreien Intervall ($n = 6$) und während der CHF ($n = 4$)

Studienteil	Verteilungs $t_{1/2}$ [h]	Terminale $t_{1/2}$ [h]	Clearance CL [ml/min]	Verteilungs-volumen (V_{ss}) [l/kg]
Im dialyse-freien Intervall	0,37 ± 0,13	27,2 ± 8,5	33,5 ± 10,1	1,30 ± 0,70
Bei CHF-Patienten	0,50 ± 0,34	13,7 ± 5,6	60,1 ± 15,5	1,24 ± 0,84

Tabelle 4. Scheinbare Halbwertszeit ($t_{1/2}$), Anteil (Ae) und Prozentsatz (% Ae) der ausgeschiedenen Dosis im Dialysat/Filtrat oder im Urin (Mittelwert ± SD) bei Patienten mit intermittierender (HD, n = 4 und HF, n = 4) oder kontinuierlicher Behandlung (CAPD, n = 4 und CHF, n = 4)

Studienteil	Membran	$t_{1/2}$ [h]	Ae [mg]	Ae (entfernt) [% der Dosis]	% Ae (im Urin) in 24 h
Intermittierende Behandlung (5 h)					
HD	Polysulfon	7,5 ± 3,5	3,3 ± 1,8	16,4 ± 8,9	-
	Cuprophan	11,4 ± 9,7	1,2 ± 0,6	6,0 ± 2,9	-
HF	Polyacrylnitril	10,4 ± 5,7	1,3 ± 0,7	7,7 ± 5,2 (extrapoliert auf 5 h)	
Kontinuierliche Behandlung (24 h)					
CAPD	Peritoneum	15,5 ± 4,0	0,9 ± 0,2	4,5 ± 1,1	13,3 ± 8,8
CHF	Polysulfon	13,7 ± 5,6	3,0 ± 1,1	16,2 ± 4,9	-

sogroß wie bei der HD mit Cuprophan. Bezüglich der pharmakodynamischen Aktivität von Famotidin stellte sich heraus, daß ein Anstieg des Magen-pH auf 4 bei den niereninsuffizienten Patienten nach 94 ± 34 min und bei nierengesunden Probanden nach 39 ± 8 min erreicht wurde ($p < 0{,}002$). Der pH blieb bei beiden Gruppen über 19 ± 1 h (n=3) bzw. 9 ± 3 h oberhalb dieses Werts (vgl. Abb. 2). Bei 4 von 7 Patienten mit Niereninsuffizienz blieb der pH-Wert mehr als 24 Stunden über 4.

Diskussion

Die von Takabatake et al. (1985) durchgeführte pharmakokinetische Untersuchung bei Patienten mit Niereninsuffizienz ergab, daß sich die Halbwertszeit von Famotidin mit abnehmender Kreatininclearance signifikant verlängert. Wir können dies bei Patienten mit einer Kreatininclearance von weniger als 5 ml/min bestätigen. Bei der kinetischen Untersuchung beobachteten wir, daß die Halbwertszeit bei einigen Patienten über 24 h lag, ein im Vergleich zu den von Takabatake et al. (1985) angegebenen 13,7 h bei Patienten mit ähnlicher Kreatininclearance höherer Wert. Zudem fanden wir eine signifikante Verringerung der Halbwertszeit und eine Steigerung der Famotidinclearance bei Patienten unter CHF, verglichen mit Patienten im dialysefreien Intervall. Die Tatsache, daß nur etwa 16% der Dosis (72% bei Patienten mit normaler Nierenfunktion) in 24 h durch die CHF eliminiert werden konnten, erklärt, warum sich die Halbwertszeit und die Clearance so stark von den Werten nierengesunder Patienten unterscheiden.

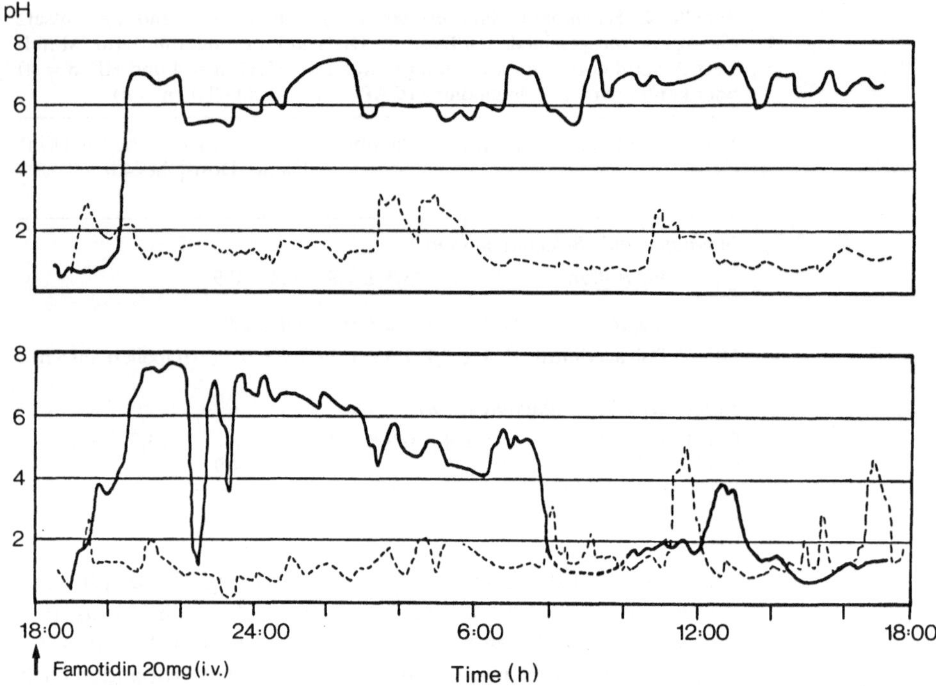

Abb. 2. pH-Profil über 24 h bei 2 typischen Patienten nach 20 mg Famotidin i.v. im Bolus. (a) Hämodialysepatient; (b) nierengesunde Kontrollperson; – nach Famotidin; – – – pH-Kontrollmessung ohne Medikament

Der Vergleich zwischen den verschiedenen Blutreinigungsverfahren ergab, daß bei den beiden Langzeitverfahren die CHF zur Elimination von Famotidin wirksamer ist als die CAPD. Auf der anderen Seite war bei den Kurzzeitverfahren die HD mit der Polysulfonmembran der HD mit Standard-Cuprophan überlegen. Die geringere Famotidinelimination durch die HF wird dadurch erklärt, daß durch die HF lediglich eine Filtrationsrate von 85 ml/min erreicht werden konnte (vgl. Tabelle 2). Faktoren wie die Kreatininclearance des Dialysators oder Hämofilters, die Selektivität der Membran bezüglich der Molekülgröße und die Blutflußrate kommen für die beobachteten Unterschiede in Betracht. Die relativ geringe Blutflußrate (50 ml/min) und die geringe Kreatininclearance (10 ml/min) sind der Grund für die Verfünffachung der Halbwertszeit bei Patienten unter CHF gegenüber nierengesunden Patienten. Das Verteilungsvolumen im dialysefreien Intervall und bei mit CHF behandelten Patienten unterschied sich nicht signifikant von dem bei nierengesunden Probanden. Diese Befunde stehen im Einklang mit den Angaben von TAKABATAKE et al. (1986).

Ähnliche Ergebnisse erhielt man für die Clearance anderer H_2-Rezeptorenblocker, wie z. B. Cimetidin und Ranitidin, die ebenfalls hauptsächlich renal eliminiert werden (77 bzw. 70 % der Dosis). Bei Nierenversagen verlängert sich die Halbwertszeit von Cimetidin auf das 2- bis 3fache (JONES et al. 1979) und die von Ranitidin auf das 4- bis 5fache (GARG et al. 1985). Aufgrund des Ausmaßes der extrakorporalen Clearance (5 – 20 %) wird Cimetidin als gering dialysierbar eingestuft. (KNOBEN u. ANDERSON 1983). Ein neuerer Bericht über die Ausscheidung von Ranitidin bei der Peritonealdialyse ergab, daß nur 1,3 % der verabreichten Dosis bei intravenöser Applikation und 0,9 % bei oraler Applikation durch eine 20stündige CAPD eliminiert wurden (SICA et al. 1987).

Die reduzierte Elimination ist die Ursache dafür, daß die Wirkungsdauer von Famotidin bei Patienten mit terminaler Niereninsuffizienz gegenüber nierengesunden Patienten verlängert ist. MANN et al. (1984), BRODDE u. DAUL (1984) und DAUL et al. berichteten über eine Änderung der Empfindlichkeit der adrenergen Rezeptoren und eine Reduktion der Aktivität des c-AMP bei Hämodialysepatienten. Solche krankheitsinduzierten Veränderungen im c-AMP-messenger-System könnten erklären, warum bei diesen Patienten eine signifikante Verzögerung des Wirkungsbeginns beobachtet wurde. Es kann aber auch die Vermehrung des Säurepools bei Nierenpatienten eine wesentliche Rolle spielen (VENKATESWARAN et al. 1972, SHEPHERD et al. 1973, MILITO et al. 1985).

Betrachtet man die geringe extrakorporale Clearance, kann man Famotidin zusammenfassend als gering dialysier- und filtrierbare Substanz bezeichnen. Bei Patienten mit terminaler Niereninsuffizienz wird eine Dosisreduktion auf ein Drittel der Normaldosis von Famotidin empfohlen, und bei Patienten, die dialysiert/filtriert werden, braucht die Dosis nach der Behandlung nicht substituiert zu werden.

Zusammenfassung

1. Famotidin, ein neuer Histamin-H_2-Rezeptorenblocker, wurde 22 Patienten mit terminaler Niereninsuffizienz intravenös (20 mg) appliziert im dialysefreien Intervall (n=6) und bei verschiedenen Blutreinigungsverfahren: Hämodialyse (HD; n=4), intermittierende Hämofiltration (HF; n=4), kontinuierliche Hämofiltration (CHF; n=4) und kontinuierliche ambulante Peritonealdialyse (CAPD; n=4). Die Famotidinkonzentrationen wurden im Plasma, Dialysat bzw. Filtrat und Urin mittels HPLC bestimmt.

2. Zusätzlich erfolgte bei 7 Hämodialysepatienten und 6 Patienten mit normaler Nierenfunktion (Kontrollgruppe) die Messung der intragastralen H^+-Aktivität mittels Langzeit-pH-Metrie nach intravenöser Gabe von 20 mg Famotidin.
3. Bei Patienten mit terminaler Niereninsuffizienz wurde eine 7- bis 10fache Verlängerung der Eliminationshalbwertszeit von Famotidin (27,2 ± 8,5 h; Mittelwert ± SD) beobachtet, verglichen mit der Halbwertszeit (2,6 – 3,6 h) bei nierengesunden Probanden.
4. Die Gesamkörperclearance (CL) und das Verteilungsvolumen (V_{ss}) lagen bei Patienten mit terminaler Niereninsuffizienz bei 33,5 ± 10,1 ml/min bzw. 1,3 ± 0,7 l/kg.
5. Zwischen den verschiedenen Blutreinigungsverfahren zeigten sich deutliche Unterschiede bezüglich der Famoditinausscheidung; 16,4 ± 8,9 bzw. 6,0 ± 2,9 % der verabreichten Dosis bei der HD, je nachdem ob Polysulfon- oder Cuprophanmembranen verwendet wurden; 7,7 ± 5,2 % bei der HF mit Polyacrylnitrilmembran (jeweils für 5 h), 4,5 ± 1,1 % bei der CAPD und 16,2 ± 4,9 % bei der CHF mit einer Polysulfonmembran innerhalb 24 h.
6. Eine Dosisreduktion auf ein Drittel der Normaldosis von Famotidin ist bei terminaler Niereninsuffizienz erforderlich. Eine Substitution von Famotidin nach Dialyse oder Hämofiltration ist nicht notwendig.
7. In der pharmakodynamischen Untersuchung war bei Hämodialysepatienten die Säuresekretion doppelt so lange supprimiert wie bei Patienten mit normaler Nierenfunktion.

Literatur

1. Brodde OE & Daul A (1984). Alpha- and beta-adrenoceptor changes in patients on maintenance hemodialysis. Contrib. Nephrol., 41, 99 – 107.
2. Daul AE, Khalifa AM, Graven N & Brodde OE (1984). Impaired regulation of ß-adrenoceptors in patients on maintenance haemodialysis. Proc. Proc Eur Dial Transplant Assoc, 21, 178 – 183.
3. Garg DC, Weidler DJ & Eshelman FN (1983). Ranitidine bioavailability and kinetics in normal male subjects. Clin. Pharmacol. Ther., 33, 445 – 452.
4. Goldstein H, Murphy D, Sokol A & Rubini ME (1967). Gastric acid secretion in patients undergoing chronic dialysis. Arch. Intern. Med.. 120, 645 – 653.
5. Halstenson CE, Abraham PA, Opsahl JA, Keane WF, Kovarik JM, Chremos AN & Matzke GR (1986). Disposition of famotidine (F) in renal insufficiency. Clin. Pharmacol. Ther., 39, 197.
6. Jones RH, Lewin MR & Parsons V (1979). Therapeutic effect of cimetidine in patients undergoing haemodialysis. Brit. Med. J., 1, 650 – 652.
7. Knoben JE & Anderson PO (1983). In: Hand Book of Clinical Drug Data in 5th Edn, pp 36. Illinois. Drug intelligence Publications.
8. Kroemer H & Klotz U (1987). Pharmacokinetics of famotidine in man. Int. J. Clin. Pharmacol. Ther. Toxicol. 25, 458 – 463.

9. Mann JFE, Hausen M, Jacobs KH, Kutter A, Nagel W, Rascher W, Schick M, Sudhoff R & Ritz E (1984). Adrenergic responsiveness in experimental uremia. Contrib. Nephrol., 41, 108 - 112.
10. Milito G, Taccone-Gallucci M, Brancaleone C, Nardi F, Fillingeri V, Cesca D & Casciani CU (1983). Assessment of the upper gastrointestinal tract hemodialysis patients awaiting renal transplantation. Am J Gastroenterol. 78, 328 - 331.
11. Milito G, Taccone-Gallucci M, Brancaleone C, Nardi F, Cesca D, Boffo V & Casciani CU (1985). The gastrointestinal tract in uremic patients on long-term hemodialysis. Kidney Int., 28, suppl. 17, S - 157 - 160
12. Peck CC & Barrett BB (1979). Nonlinear Least-Squares Regression Programs for micro-computers. J Pharmacokinet Biopharm., 5, 537 - 541
13. Ritz E, Krempien B, Wanke M, Ziegler M, Wesch G & Torner U (1971). Klinische und experimentelle Untersuchungen zur urämischen Gastritis. Verh. Dtsch. Ges. Inn. Med., 77, 220 - 224
14. Schäfer U, Stiller S & Mann H (1986). Measurement of solute balance during dialysis therapy, Life support Systems - Abstracts XIII. Annual Meeting Europ. Soc. Artif. Organs, Avigon, pp 237 - 239
15. Shepherd, AMM, Stewart WK & Wormsley KG (1973). Peptic ulceration in chronic renal failure. Lancet., 1, 1357 - 1359
16. Sica DA, Comstock T, Harford A & Eshelman F (1987). Ranitidine pharmacokinetics in continuous ambulatory peritoneal dialysis. Eur. J. Clin. Pharmacol., 32, 587 - 591
17. Smith JL, Gamal MA, Chremos AN & Graham DY (1985). Famotidine, a new H_2-receptor antagonist: effect on parietal, nonparietal and pepsin secretion in man. Dig Dis Sci, 30, 308 - 312
18. Takabatake T, Ohta H, Maekawa M, Yamamoto Y, Ishida Y, Hara H, Saburo N, Shioki Y, Kawabata M, Hashimoto N & Hattori N (1983). Pharmacokinetics of famotidine in patients with renal insufficiency. Med Consultation, New Remedies., 20, 2061 - 2068
19. Takabatake T, Ohta H, Maekawa M, Yamamoto Y, Ishida Y, Hara H, Nakamura S, Ushiogi Y, Kawabata M, Hashimoto N & Hattori N (1985). Pharmacokinetics of famotidine, a new H_2-receptor antagonist, in relation to renal function. Eur. J. Clin. Pharmacol. 28, 327 - 331
20. Takabatake T, Ohta H, Yamamoto Y, Ishida Y, Hara H, Nakamura S, Ushiogi Y, Kawabata M, Hashimoto N, Satoh S, Sasaki T, Yamada Y, Ohta K & Hattori N (1986). Pharmacokinetics and dosage requirements of famotidine: a new H_2-receptor antagonist, in renal failure. Dig Dis Sci 31, (Suppl), 274 S.
21. Venkateswaran PS, Jeffers A & Hocken AG (1972). Gastric acid secretion in chronic renal failure. Brit. Med. J., 4, 22 - 23
22. Wagner JG (1975). Linear compartment models. In Fundamentals of Clinical Pharmacokinetics. pp 57 - 128, Illinois, Drug Int. Pub